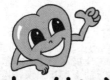

中华养生本草

ZHONGHUA YANGSHENG BENCAO

主　编	谢英彪	孙大正	闫　俊	
副主编	孙昌春	杨念明	尤　虎	杨　斌
	陈四清	宋德胤	袁铁军	程华尧
编　者	王向南	柴　丹	曹陈冲	王聚和
	曾　凯	徐海波	张延海	陆　银
	王玉兰	魏　星	陈科华	张谊彬
	陈继荣	闫　亮		

河南科学技术出版社

·郑州·

内容提要

本书由从医 60 年的主任中医师、全国著名老中医谢英彪教授领衔主编，对近 60 种具有养生作用的中华本草，以古代医学故事、典籍、趣闻轶事为引子，提炼出每一味中药的精华并做了重点阐述。本书是集可读性、科学性、趣味性、学术性、知识性于一体的书籍，系统地展示了中医药悠久的历史文化、理论、方法与作用，将文字古奥、理论高深的中医药知识转换为普通群众读得懂、学得会、用得上的文字，以达到弘扬中华优秀文化，宣传中医药知识，建设健康中国的目的。本书适合中医药院校师生，尤其适合从事养生的专业师生，以及广大中医爱好者阅读参考。

图书在版编目（CIP）数据

中华养生本草/谢英彪，孙大正，闫俊主编. —郑州：河南科学技术出版社，2023.7

ISBN 978-7-5725-1210-0

Ⅰ.①中… Ⅱ.①谢… ②孙… ③闫… Ⅲ.①中草药－养生（中医） Ⅳ.①R212②R243

中国国家版本馆 CIP 数据核字（2023）第 094266 号

出版发行：河南科学技术出版社
　　　　　北京名医世纪文化传媒有限公司
　　　　　地址：北京市丰台区万丰路 316 号万开基地 B 座 115 室　邮编：100161
　　　　　电话：010-63863186　010-63863168
策划编辑：焦万田
责任编辑：焦万田　杨永岐
责任审读：周晓洲
责任校对：龚利霞
封面设计：中通世奥
版式设计：崔刚工作室
责任印制：程晋荣
印　　刷：河南省环发印务有限公司
经　　销：全国新华书店、医学书店、网店
开　　本：850 mm×1168 mm　1/32　印张：10.25　字数：210 千字
版　　次：2023 年 7 月第 1 版　　2023 年 7 月第 1 次印刷
定　　价：48.00 元

如发现印、装质量问题，影响阅读，请与出版社联系并调换

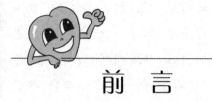

前　言

　　中医药是中华传统文化宝库中的瑰宝,中药是中医药文化的"活化石"。随着我国中医药事业的不断发展和健康中国理念的不断推进,老百姓对中医药知识的需求越来越高。为此,由江苏省中医养生学会养生科普分会集体编撰,由江苏省中医养生学会学术顾问、养生科普分会名誉主任委员,南京中医药大学国家级重点学科"中医养生学"学术顾问谢英彪教授领衔主编的《中华养生本草》,针对普通大众对中药养生知识的需求点,结合临床实践经验,集体编撰此书。

　　本书在撰写过程中努力突出了以下特色与亮点:一是可读性强,所介绍的每一味养生中药,均以民间传说、趣闻轶事为引子,由专家娓娓道来。本书集趣味性、学术性、知识性于一体,取材广博,风趣幽默,系统展示了养生中药的历史文化、理论、方法与作用。让读者看得懂、学得会、用得上,可达到弘扬传统中医药知识,为健康中国服务的目的。二是力求全面,本书遴选了近60多种养生作用明显的中药,每味中药从生物特性、性味归经、功效主治、养生作用、使用方法、药理作用、药膳验方、保存方法等方面进行了普及性介绍。三是突出实用,每味养生中药均有功效主治、药膳验方、注意事项、保管方法等内容,适用于普通家庭和广大群众,是群众迫切想知道的内容。四是强调精良,本书所列药膳验方均为笔者长期临床反复验证的良方,具有组方合理、配伍精当、疗效确切的特点。

本书适用于广大群众阅读,也是中医药院校师生、临床医师、中医药爱好者理想的参考资料。

作　者

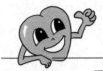

目　录

第一章

本草养生源远流长

中药又称本草，是中国传统药物的总称。本草养生就是按照中医理论，应用强身健体、延缓衰老类的中药保养生命的养生方法。本草养生作为中医养生的重要组成部分，其历史源远流长，经历代医家的不断充实，逐步完善了其理论和方法，成为中医养生中不可分割的内容之一，为人类的健康长寿做出了重要贡献。

本草养生与中医药一样，都经历了漫长的实践过程。早在西周战国时期，人们已将中药的五味应用到食物养生中，并有专门的营养医生指导六饮、六膳等多方面的饮食，《周礼》还阐述了"凡药，以酸养骨，以辛养筋，以咸养脉，以苦养气，以甘养肉，以滑养窍"的本草养生理论。《诗经》"八月剥枣，十月获稻，为此春酒，以介眉寿"说明当时人们就有服用春酒以养生长寿的习惯。《山海经》非药物专著，但书中却记载了动物、植物、矿物等一百二十六种药物，其中就有"櫰木之实，食之使人多力；枥木之实，食之不忘"等强壮身体、增强记忆、延缓衰老等作用的中药，反映了中国古代预防医学思想和养生思想的萌芽。

《黄帝内经》的问世，奠定了中国医学发展的理论基础，对本草养生也产生了一定的影响，在《素问·汤液醪醴论》《素问·血气形志》中专门论述了以汤液和醪醴防病祛疾的理论和方法。中国现存最早的本草专著《神农本草经》中的上、中品的二百四十种药物均以扶正补益养生为主,且显示有"延年"一类功效的药物有三十九种,有"不老"功效的四十五种,人参、黄芪、茯苓、地黄、杜仲、枸杞子等均为强身益寿之品。成书年代与《黄帝内经》同时或更早的长沙马王堆汉墓出土的《五十二病方》虽然并非药物专著,但载有医方二百八十多首,用药达二百四十余种,记载了不少补益、强身、延年的药物、医方,足见药物养生的思想在秦汉时期已有规模。另有张仲景创制的肾气丸成为后世补肾抗老化的祖方,所制的小建中汤、黄芪建中汤等名方均为后世补脾抗衰老的研究提供了制方思想,为养生本草的应用发展奠定了基础。

梁代陶弘景所著《本草经集注》载药七百三十种,其中具有延年强身作用的就有二百多种,有补益作用的有一百六十种之多。唐代由政府颁发的中国历史上第一部药典《新修本草》载药八百五十味,明确有强身延寿作用的药物有二百三十五种,记载有健脾养胃、补肾益肝等作用的药物分别有一百零九种、一百一十六种,充分显示了中药对脏腑的保养调理及对人生长发育、寿命延长的重要性。唐代孙思邈著《千金要方》和《千金翼方》,分别在"食治方""养性""退居"等篇论述了他对老年养生及防治老年病的理论和经验,谓"五十以上四时勿阙补药,如此乃可延年,得养生之术耳。"《千金要方·养性》列有许多养生方药,并提出了服长寿药物应根据季节特点,如"春服小续命汤五剂,及诸补散各一剂。夏大热,则服肾沥汤三剂。秋服黄芪等丸一二剂。冬服药酒二三剂,立春则止。此法终身常尔,则百病不生矣。"这些中药的养生经验对后世养生中医药的发展起了很大作用。

宋金元时期的养生中药研究在传承的基础上得到很大发展,本草专著中养生中药有大量记载,如唐慎微的《经史证类备急本草》(简称《证类本草》)载药一千五百五十八种,附方三千余首。书中不仅介绍了数百种延缓衰老的药物和单方,还列举了很多服用这些药而长寿的实例。该书出版后,有许多在其基础上稍加修订补充而成的官修本草著作,如《经史证类大观本草》(简称《大观本草》)、《政和新修证类备用本草》(简称《政和本草》)、《绍兴校定经史证类备急本草》(简称《绍兴本草》)、《经史证类大全本草》等。作为本草学范本的《证和本草》沿用至今,不仅为本草学的发展做出了重大贡献,也对养生中药的发展起了很大作用。

宋代著名方书《太平圣惠方》《圣济总录》《太平惠民和剂局方》等重大医籍问世,不仅在中医方剂、药学等方面取得重大成就,而且对中医养生学的发展起了很大作用。其中,既出现了许多养生的验方、偏方,又记载了摄生的内容,还将养生中药使用于汤剂、散剂、丸剂,用于制作方便的茶剂、膏剂、酒剂、药粥等,这些剂型的使用非常符合医疗养生的需要,对后世产生一定影响。如《太平惠民和剂局方》载方剂七百八十八首,其中具有补益作用的就有一百二十首之多,能强筋骨三十五首、益气血六十九首、轻身十六首、利腰膝三十六首、驻颜容二十四首。处方中实际制成的剂型就有七种,散、丸占据主要地位,其他尚有锭剂、霜剂、膏剂、煎剂、饮子、饼子、香剂等,成品药占大多数,不仅为当时的"卖药所"和"太平惠民局"等发售成品药提供了极大的便利,更重要的是为人们的强身延年、防病治病提供了极大便利。

《养老奉亲书》是中国现存较早的一部老年养生专著,主要论述了老年养生及防病治病的理论和方法。一是认为养老大法,先食治,后命药。鉴于老年人气血渐衰、脾胃虚弱、五劳七伤、虚损羸瘦的病理特点,在食疗诸方中每以药食混合,加入佐料,适当烹调,食养为主,药饵为辅,既保持药效,又味香可口,颇为高龄之人所接受。故食疗之方占全书方剂的三分之二。二是对老年人拟定了春、夏、秋、冬四时调摄之方,既可调整其人身节律,又可补益其脏腑气血,延年益寿。如老年人春时多昏倦,用细辛散(细辛、川芎、甘草组成),可明目、和脾胃、除风气、去痰涎。还提出老年人以顺治缓调,大忌虎狼之药猛泻。这些养生理论与方法,对元、明、清时期养生学的发展产生了重大影响。

宋元时期还有不少养生专著,如周守忠的《养生类纂》及《养生月览》、姚称的《摄生月令》、刘词的《混俗颐生录》、愚谷老人的《延寿第一绅言》、姜锐的《养生月录》等。这些专著不仅介绍了精神、饮食、起居、顺时的调摄养生方法,更介绍了本草养生的许多方法,为中医养生学的发展做出了不同程度的贡献。

金元时期百家争鸣,许多著名的养生家和医家在总结前人的基础上,各自提出了自己的观点,充实和完善了中医养生学的内容。如刘完素认为养生重在气、神、精、形的调养,强调"主性命者在乎人""修短寿夭,皆人自为"的思想,创制的天王补心丹、地黄饮子等名方被后世所推崇。张从正提倡用攻法防病治病,认为祛邪即所以扶正,邪去则正气自安,反对唯人参、黄芪为补的观点,创制了木香槟榔丸、禹功散等名方。李杲注重调理脾胃,认为造成人早夭的根本原因在于元气耗损,而"元气之充足,皆由脾、胃之气无所伤,而后能滋养元气"。为此,创制了补中益气汤、当归补血汤等名方。李杲以顾护脾、胃而益寿延年的精辟理论独树一帜,为后世养生防病之实践所肯定。朱丹溪强调阴气保养,倡导"相火论"基础上的"阳常有余,阴常不足"之学说,并认为阴气"难成易亏",为此创制了大补阴丸、虎潜丸等名方。综上所述,金元四家的学术观点虽异,然其养生调摄之目的则一。所得成果对中医养生产生了深远影响。

明清时期是养生中药发展的鼎盛时期,也是内容创新最多、发展速度最快的时期。明代的《救荒本草》将民间可供食用的救荒草木按实物绘图,标明出产环境、形态特征、性味及食用方法,既扩大了食物资源以供食疗养生,又丰富了植物学、本草学内容,具有一定科学价值。李时珍的《本草纲目》载药一千八百九十二种,改绘药图一千一百六十幅,附方一万一千零九十六首,新增药物三百七十四种,其中载有"耐老""增年"的药物二百五十多种,"轻身""益寿""延年"的医方六百多首,并强调了服用本草养生时的禁忌及注意事项,如仙茅等补肾壮阳药忌与香附同用,以利于肾虚老化的恢复。该书的出版为本草养生丰富了资料,对后世也产生了很大影响。清代赵学敏所著的《本草纲目拾遗》载药九百二十一种,即在《本草纲目》基础上又新增药物七百一十六种,补充了太子参、西洋参、冬虫夏草、银柴胡等既能养生又能治病的常用药,极大地丰富了本草学的内容,也充实了养生中药的内容。《普济方》是中国历史上至明代最大的方剂典籍,载方达六万一千七百三十九首,书中大量收录了明朝以前各家养生调摄的方剂,能延年之方达二百多首,有不老、益气血、强筋骨等养生作用的方达一千多首,能久服调理的方有五百多首,极大地推动了养生本草研究的发展。

明清时期由于政局的稳定,统治阶级的需求使人们对摄食、养身的意识尤为增强;先进的航海远洋技术丰富了中药材的品种;富商贵族凭借厚实的财力资本,资助和发展医学教育,医学得以迅速发展,医家辈出,涌现了一批重要的中医养生专著。例如《寿世保元》系明代著名医学家龚廷贤所著,他对养生的主张是固肾气,保根本;调脾胃,养后天;饮食重在有节,气血贵在流通。他创制了多种益寿延年的药食处方,如山药粥、阳春白雪糕、延寿丹、八仙长寿丸等。龚廷贤对老年养生用药主张"温而不热,清而不寒",用药首推鹿茸、鹿角,配合人参、地黄、枸杞子、麦冬、天冬、黄柏等制方。这种以先后天立论的抗衰老理论虽不是龚廷贤的独创,但他对老年病病因病机的阐述有许多独到之处,且他用先后天理论指导养生防病及老年病防治的方法精辟实用,值得效仿。养生专著《老老恒言》为清代曹廷栋所著,其养生理论是在继承前人的基础上根据切身经验总结而成,认为养生之道应慎起居、节饮食,尤重脾胃。为此制列粥方一百种,在养生发展史上具有一定影响。此外,明清时期的养生专著还有明代袁了凡的《摄生三要》、胡文焕的《寿养丛书》、息斋居士的《摄生要语》、龙遵的《食色绅言》等,清代冯曦的《颐养诠要》、尤乘的《寿世青编》、黄兑楣的《寿身小补》等,这些专著中不仅记载了各种养生方法,也记载了养生中药的使用,均对养生做出了一定贡献。

明清时期,虽然人们对养生的意识有进一步加强,但医学家也发现人们对食物类本草的使用还很不规范,频见临床误用养生类药物所产生的副作用,为此撰写出版了许多食物养生类本草及食物本草的鉴别应用专著。《中国中医古籍总目》提示,明清食疗类本草达五十部之多,如《食鉴本草》《食物本草》《上医本草》《食物辑要》《食治养老方》《饮食须知》等,且明清同名《食物本草》的竟有七部,同名《食鉴本草》的有四部。这些专著不仅介绍了食物类本草的基本药性、功效、应用范围、有效验方等,还重点介绍了食物类本草该如何鉴别使用,告诫人们虽然食物类本草能养生治病,但也应谨慎使用,不能误用。这些用药思想的提示对本草养生起到了很好的指导作用。

近现代的新著数量繁多且种类齐全,从各个角度将本草学提高到了新的水平。如最能反映当代本草学术成就的有各版《中华人民共和国药典》《中药大辞典》《中药志》《全国中草药汇编》《中华本草》等。这些著作也反映了养生中药的研究状况。随着人们生活水平的提高,对本草养生的需要进一步加大,对它的研究也增多,许多地方建立了养生的科研机构,如老年研究室、各种类型的康复机构、中医养生研究室等,研究养生及本草养生的理论和方法,有效地指导人们的养生活动。各大城市开设了许多中药店、养生馆,储备了许多本草养生之品,供人们选用。尤其近年来,随着现代研究的深入,养生中药已从传统的理论研究、临床使用扩大到现代实验研究,对许多养生中药从形态的鉴别、化学成分的提取、药理实验的证实等方面进行了深层的研究与探索。如人参的提取物能促进网状内皮系统的吞噬活性，促进抗体和补体的生成，促进淋巴细胞转化，提高人体抗病能力；丹参对致衰老的活性物质单胺氧化酶有抑制作用，且所含的维生素 E 可延缓细胞衰老。这些研究为养生本草的临床应用提供了科学根据。

补养本草一般多用于体质虚的人，如老年人和体弱多病之人。这些人的体质大多属"虚"，故宜用补益之法。体健无病之人一般无须服用。不能认为补益本草每人均能使用而盲目进补，如体内无虚而贸然进补，则易导致体内气血阴阳平衡的失调，不仅无益养生，反而有害身体，故不可盲目进补，需要在辨证的基础上使用，避免不当补而补。为此，不仅要辨虚实，还要辨清脏腑、气血、阴阳、寒热，否则不仅不能收到预期疗效，还可能导致不良后果。如阴虚有热者误用温热的补阳本草，会助热伤阴；阳虚有寒者误用寒凉的补阴本草，会助寒伤阳。只有辨证施补，方可取得益寿延年之效。此外，服用补养本草，还宜根据四季寒热温凉的气候变化、地域环境的不同合理地使用，否则，不但对健康无益，反而有害。

第二章

补气类养生本草

一、补气大王——人参

人参为五加科多年生草本植物人参的根。人参素有"补气大王""百草之王"的美誉。

【趣闻传说】

关于人参令人长生不老,鹤发童颜的美丽传说一直在中国民间流传。在吉林省长白山地区就有这样一个故事。在很久以前,深山里有一对青年男女相亲相爱,可村里的恶霸看上了美丽的姑娘,意欲强娶为妾,姑娘执意不从。恶霸率人上门抢亲。刚烈的女子深夜逃入深山,男青年被逼上山投奔土匪,一别就是数十年。当年的男子成为白发苍苍的土匪头,他率众血洗了恶霸的家,可他的心上人据说却早死于虎口,悲愤的老人发誓要杀尽山中的恶虎。一日他带人搜寻入山,忽见茫茫林海中一只猛虎正追逐一个近乎裸体的女人,不由大惊,却见那女人纵横跳跃,敏捷异常,似有灵猫戏鼠之意,更是骇然。众人高声呼喊,老虎气喘吁吁,落荒而逃,老人走近女子,定睛一看,不觉脱口喊出心上人的名字。女子惊疑不敢作答,老人自报姓名并讲述往事,两人抱头痛哭。这女子容貌与数十年前几近相同,令人惊异。

女子遂带众人深入林海数十里,来到风景绝佳处,指着山坡上一株株形状特别的草木说:当年我逃到山里几乎饿死,恍惚中似有仙人指路,让我挖此草之根食用,吃后体力倍增,容貌不老。众人正在惊叹不已,突然呼啦啦一片轰响,再看山坡上寸草不生。老人说,这定是仙人怪你走漏天机,故将仙草收去。女子跪拜仙人仙草救命之恩,与老人共返山寨,再续良缘,这仙草就是今天的人参。

【性味归经】

性微温,味甘、微苦,入脾、肺、心、肾经。

【功效主治】

1. 大补元气

人参能大补元气、复脉固脱,为拯危救脱要药。适用于因大汗、大泻、大失血或大病、久病所致元气虚极欲脱,气短神疲,脉微欲绝的重危证候。中医认为,元气包括元阴之气和元阳之气,乃先天之精所化生,赖后天摄入之营养不断滋生。元气发源于肾,藏于脐下"丹田",借三焦的通路敷布全身,推动脏腑等一切组织器官的活动,可以说,元气是人体生化动力的源泉。因此,元气的盛衰决定着人体的强弱。《本草经疏》称:"人参能回阳气于垂绝,却虚邪于俄顷。其主治也,则补五脏,盖脏虽有五,以言乎生气之流通则一也,益真气(此即元气),则五脏皆补矣。"人参能五脏并补,先天、后天同益,从而使元气充足。《景岳全书》中的保元汤,药用人参、甘草、肉桂和黄芪。《太平惠民和剂局方》中的四君子汤,药用人参、白术、茯苓、甘草。《外科正宗》的参术膏,药用人参、白术为膏等。用于面色萎黄、言语轻微、四肢无力、饮食减少、眩晕、自汗、脉象虚弱等,有益气培元的良好功效。

2. 益气固脱

脱证是疾病的危险证候。这是指疾病过程中,阴、阳、气、血大量耗损而致生命垂危的病理。其主要症状有汗出如珠、四肢厥冷、口开目合、手撒尿遗、脉微细欲绝等。它相当于西医所说的休克及心、肺、肝、肾等的功能衰竭。《成方切用》救急门条下载有"独参汤",用以救急拯危。急救暴脱,包括各种原因引起的大出血虚脱,都可应用此方。前贤认为:"斯时也,有形之阴血,不能急生,无形之气,所宜急固。故以独参主之,取其为固元益气之圣品尔。"有时还常将人参和附子等温壮元阳的药物配伍使用,以救治循环衰竭、元气亏损者,以提高机体对缺氧的耐受能力,起到"回阳救逆"的功效。不过,在这些情况下,选用野山参为好,移山参及园参则显得力不能及。如果热甚昏厥或痰壅气厥,则万不可应用。

3. 益气生血

中医认为,"气为血之帅,血为气之母",气血相依,互为根本。金元医家李东垣说:"以人参为补血者,盖血不自生,须得生阳气之药乃生,阳生则阴长,血乃旺矣。"现代药理学也证实,人参能刺激造血功能。《景岳全书》中记载有两仪膏,药用人参、熟地熬膏,人参益气,熟地补血,相辅相成,相得益彰,具有较好的益气生血作用。此外,人参养荣丸、人参归脾丸、八珍丸等常用的养血补血方剂,都有异曲同工之妙。因此,对于血分亏损而致的面色无华、口唇淡白、头晕眼花、爪甲不荣、手足麻木、脉细无力等症,人参是理想的补气生血药。

4. 益气补肺

著名医家李东垣指出:"人参能补肺中之气,肺气旺则四脏之气皆旺,肺主诸气故也。"综观古代医家治疗肺虚喘咳的许多方剂,诸如《类证活人书》的五味子汤、《卫生宝鉴》的人参蛤蚧散、《济生方》的人参核桃汤等,均以人参为主药补益肺气,并同时辅以其他祛邪之品,标本同治,邪正兼顾,共奏功效。对于因久咳久喘耗伤肺气而临床证见气短、喘促、声音低微、体倦懒言或咳嗽无力、痰多清稀、自汗怕冷、易于感冒等,都可以选用人参,以补肺益气。

5. 益气养心

中医认为,心主神志,从而把中枢神经系统的某些功能都归于心。《本草汇言》称人参为"助精养神之药",而专主惊悸、怔忡、健忘、失眠等。现代药理学研究证明,人参可以提高人的脑力和体力劳动效率,有显著的抗疲劳作用,能改善睡眠和情绪。因此,对于不同类型的神经衰弱患者,均有较好的治疗作用,能使患者体重增加,消除或减轻全身疲乏、头痛、失眠等症状。动物实验发现,人参还能减轻或消除由氯仿－肾上腺素引起的心悸失眠等症。此时选用人参,盖取其益气养血、宁心安神的功效。

6. 益气补肾

《本草经疏》指出,"人参本补五脏真阳之气者也",对于真阳衰少、肾气乏绝、阳道不举诸证尤有良效。现代药理学研究发现,人参可以影响调节性功能的高级神经中枢部位,呈现促性激素样作用,还能增进精子的活动能力。临床应用表明,对因神经衰弱所引起的皮层性的脊髓性勃起功能障碍,也有一定治疗效果,但对精神型则没有效。古今大量有关益肾壮阳的良方,如全鹿丸、茸桂百补丸、参茸卫生丸等,对于肾气虚弱、腰膝酸软、勃起功能障碍早泄、遗精等,每获良效,人参在方中均起着益气补肾助阳的作用。

7. 益气养阴

益气养阴是针对气阴两虚而言。气阴两虚往往表现于热性病的过程中。如温热病耗津夺液,出现大汗、气促、烦渴、舌嫩红或干绛、脉散大而数,有虚脱倾向者;或者是温热病后期及内伤杂病,真阴亏损、元气大伤,出现神疲倦怠、少气懒言、口干咽燥、低热或潮热;抑或五心烦热、自汗盗汗、舌红苔少、脉虚大或虚数者。此外,亦可见于多种慢性消耗性疾病,如肺结核、糖尿病等。《本草正义》称人参"功能养阴而清虚火,今用之阴虚有火,及吐血后宜于清养,或汗家,或失精家,阴液耗损,虚阳偏炽者"。主治"热伤元气,气短倦怠,口渴多汗,肺虚而咳"的生脉散,方用益气养阴的人参,配合养阴宁心的麦冬,收敛肺气的五味子,三药同用,气阴并补。再如《医部全录》的人参固本丸、《顾松园医镜》的集灵膏等益气滋阴的方剂,都是以人参为主药。中医所说的"消渴病",类似于西医的糖尿病,据其症状,属于气阴不足、津液亏损。人参的益气养阴、生津止渴作用,已为现代研究所证实。人参可以改善糖尿病患者的一般情况,如口渴思饮、多汗、周身疲乏,减少尿糖、降低血糖。如果和胰岛素配合应用,对于控制糖尿病的并发症,如视网膜病变、肾及神经病变等,优于单独应用胰岛素。服用人参后,还可以减少胰岛素的用量。

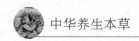

8. 益气温中

《汤液本草》称人参可"补五脏之阳""调中益气"。这里所言之"中"系指中焦脾胃而言。脾胃为气血生化之源,脾胃健壮,则气血旺盛。汉代著名医家张仲景创立理中汤方,以人参为主药,配合干姜、白术、甘草,温暖脾胃,以祛虚寒,主治脘胀腹痛、呕吐腹泻、食少便溏、倦怠乏力、舌淡苔白,多有良效。关于人参对于消化系统作用,现代研究发现,人参能够促进消化液的分泌,增加消化能力,增进食欲。对于慢性胃炎伴有胃酸缺乏或胃酸过低者,服用人参制剂,可使食欲增加,症状减轻乃至消失。

9. 防癌抗癌

人参具有消炎解毒、抗癌祛邪的功效,这种作用的发挥是通过"扶正"来实现的。所谓"扶正",即扶助正气,调动机体自身的抗病能力。有人通过动物实验证明,人参能够抑制松节油或兔耳壳人工冻伤而引起的全身炎症反应,还能使某些实验性损伤产生加快愈合的效果。人参能够增加机体免疫球蛋白的含量,增强网状内皮系统的吞噬能力,增强肿瘤患者免疫系统的监视功能,从而抑制肿瘤的发展;并能增加白细胞,防止因化疗所致的白细胞减少,还能促进健康人淋巴细胞的转化。"正气存内,邪不可干"。人体免疫功能增强了,产生肿瘤的机会就减少了,得了肿瘤,也较容易稳定病情。在这种情况下,人参常配合其他一些清热解毒、活血化瘀和软坚散结药物同时应用,相辅相成,共同发挥"扶正祛邪"的功效。

10. 延年益寿

古代医家把人参视为延年益寿的圣品,当今时代,风靡市场的一些健身抗老、延年益寿药物都离不开人参。国内外学者研究证实，人参有防止细胞衰老的功能。它具有促进核糖核酸、脱氧核糖核酸和蛋白质合成的作用，能增强机体的免疫能力，提高机体的代谢水平。因此，对于抵抗衰老和改善老年人头晕、脑鸣、健忘、疲乏等症状，均有较好的作用。

【加工炮制】

1. 生晒参

生晒参旧的制法是将鲜参根先置于硫黄烟中熏制，使之漂白并作消毒和杀酶，然后直接晒干，故参体为纯净白色。现在多为晾干或烘干。参在这种加工过程中，未经受高热，其化学成分多呈原态，特别是在人参皂苷的多种单体上所维系着某种基团（如丙二酰基）依然保存着，且某些烷、萜类也不曾受高温所影响，所以其性质与鲜参较为接近，对人体新陈代谢的振奋作用较弱，温补作用较小，在人参中属偏凉之品，故适合于高热、阴虚火旺或阴阳俱虚的患者使用。是清热、解暑、润燥等方剂中使用的主要品种。

2. 糖参

糖参又叫"泡参"，通常都是以档次比皮尾参更低的原料洗净晾干，用排针刺满细孔，投于已煮沸之冰糖锅内，令其饮吸糖汁并极度膨胀之后，再冷却脱水而成。在嫩胖洁白的参体上，粘满霜雪似的白色结晶体，使之更显得净白，因而也叫"白参"。本品因其含糖量极高，同时它本身有效成分的含量每支均不相同，用量难以掌握，不符合药材之使用要求，国家药典未予收载。

3. 红参

将参根先置于水锅上用蒸汽(旧法)进行高温处理,使其含糖成分发生变化之后,再行干燥而成。参体经加工后呈棕红色或褐红色,故名为"红参"。我国和朝鲜生产的人参,大都以这种加工方法为主。吉林红参和高丽红参(俗称高丽参)在国际市场上均有极高的声誉,是参类中最主要的品种,它对人体的新陈代谢及脏腑功能均有极明显的振奋作用,故在大补元气,治疗五劳七伤等绝大多数的方剂之中提到人参时,都狭义地局限于指此类。所以它在人参中几乎成了典型的代表,究其原因主要是其补益作用明显,对虚证的治疗效果显著。人参的各种作用,在红参中就全面具备,因此,红参是健身、益寿、益智、抗衰老的主要品种;它也是药用和家庭备用的主要品种。由于红参的温补性较强,误用时的反应也较明显,尤其是高丽红参的温性更甚,使用时应当注意。

4. 其他

作为治病用参,除了要品种和加工后的成品注意之外,古人还注意把人参切成片之后,进行再加工炮制。由于人参配入方中的目的大多数是为了治疗虚证,而虚证又常伴寒,因此,再行进一步炮制时,以炒为多见。

(1)米炒人参:按照250克参片250克稻米的比例,先将米置于铜锅内炒香并呈焦黄时,投入参片,撤去锅底火,利用焦米之余热,将参片炒至颜色转深而未焦时取出供用。这种制作法能增强其温胃建中之效,供脾胃虚寒较甚者用。

(2)姜汁炒参:取5倍于人参的生姜捣烂,榨取自然汁备用。炒制时先将人参饮片炒至色微变,即投入姜汁中反复搅拌,令其均匀吸尽姜汁,再以小火炒至干透供用。姜汁炒目的在于进一步增强其温热性,用于中气虚甚之滑泻者。

【使用方法】

煎服:人参单味文火慢煎,饮汁食渣,或者将参汁加入其他药汁中同服。治疗虚脱证,可用到 30 克。

研末:将人参烘干研末,用开水冲服,每次 1～2 克。

药膳:可入菜肴食用,与其他食材如乌骨鸡、鸭等炖服。

含服:人参切薄片,取 2 片于口中含服,至淡而无味时咀嚼服渣。

泡酒:人参整支浸入适量优质白酒中,浸泡数月后饮酒。

泡茶:人参切成薄片,每次取 5 片左右,用沸水冲泡,加盖闷数分钟,趁热温服,至淡而无味时咀嚼服渣。

丸散剂:人参烘干研末与其他中药粉混合加工制成丸散剂。

【药理作用】

人参具有抗休克作用,人参注射液对失血性休克和急性中毒性休克患者比其他原因引起的休克,效果尤为显著;可使心搏振幅及心率显著增加,在心功能衰竭时,强心作用更为显著;能兴奋垂体－肾上腺皮质系统,提高应激反应能力;对高级神经活动的兴奋和抑制过程均有增强作用;能增强神经活动过程的灵活性,提高脑力劳动功能;有抗疲劳,促进蛋白质、RNA、DNA 的合成,促进造血系统功能,调节胆固醇代谢等作用;能增强机体免疫功能;能增强性腺功能,有促性腺激素样作用;能降低血糖。此外,尚有抗炎、抗

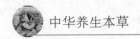

过敏、抗利尿及抗肿瘤等作用。人参的药理活性常因机体状态不同而呈双向作用。

【药膳验方】

1. 红参含服方

组成:红参1支。

制法:红参烘干切成薄片。

用法:每次两片,每次取两片放入口中含服,至淡而无味时咀嚼服渣。

功效:补气宁心。

主治:气短乏力,精神萎靡,偏瘫麻木,月经不调,痛经闭经,产后腹痛。

2. 人参乌梅茶

组成:白参3克,乌梅6克,冰糖10克。

制法:将白参、乌梅、冰糖放入杯中,倒入沸水冲泡。

用法:1日1剂,代茶饮用,可多次续水浸泡。

功效:补虚强身,生津止渴。

主治:产后自汗、盗汗。

3. 参花茶

组成:白参花3克(或参叶3克,或参须3克)。

制法:将药材放入杯中,用沸水冲泡,加盖闷5分钟。

用法:代茶频饮,可连续冲泡4～5次。

功效:益气宁心,健脑益智。

主治:神疲乏力,心慌健忘。

4. 白参豆浆

组成:白参粉3克,豆浆200毫升。

制法：将豆浆放入锅中，煮沸后拌入白参粉，再煮沸5分钟即可。

用法：早晚分服。

功效：益气补肺，养阴生津。

主治：长期疲劳，反复感冒，对兼有口干咽干者尤为适宜。

5. 白参炖乌鸡

组成：白参5克，净乌骨鸡1只（约重1500克），净母鸡半只（约500克），猪肘300克，葱段15克，生姜片10克，胡椒粉2克，精盐3克，味精1克，黄酒15毫升。

制法：将净乌骨鸡的腿别在肚腔内，用沸水烫过。白参用温水洗净。猪肘用刀刮洗干净。将大砂锅上旺火，加足量清水，放入母鸡、猪肘、葱段、生姜片，烧开，撇去浮沫，改为小火煨炖，炖至母鸡和猪肘五成烂时，将乌骨鸡和白参加入同炖，用精盐、黄酒、味精、胡椒粉调好味，炖至鸡肉酥烂时即成。

用法：当菜佐餐，随意食用。

功效：补气养血，增强免疫力。

主治：头晕神疲，易于感冒。

6. 参童牧鹅

组成：白参1支（重约10克），鸽蛋10个，鸡脯肉125克，芦笋50克，熟火腿20克，鸡蛋3个，猪油50克，精盐3克，黄酒15毫升，葱段10克，生姜汁5毫升，味精1克，胡椒粉1克，干淀粉15克，鲜汤200毫升。

制法：将鸽蛋放入碗中，加清水和精盐1克，入蒸锅蒸熟取出，剥去壳。熟火腿切成条状似鹅之头颈，嵌入鸽蛋的小

头,成 10 个鹅形。选用像人形的白参,放碗中,加鲜汤 100
克,上笼用旺火蒸 90 分钟,取出。取一鱼盘,抹一层薄薄的
猪油。鸡蛋打入碗中,取蛋清加入精盐 1 克,味精 0.5 克和
鲜汤 50 毫升拌匀,倒入鱼盘内,上笼蒸 8 分钟取出,切成大
方块。鸡肉剁成茸,加鲜汤 50 克搅散,再加精盐 0.5 克及淀
粉,继续搅拌上劲,放入抹油的鱼盘中,摊成长 1.8 厘米、宽
0.8 厘米、厚 1 厘米的长方形。芦笋整齐地镶到鸡茸上面成
竹排形,上笼蒸 7～8 分钟,出笼后移入蒸蛋盘中。将白参立
放在竹排中央,10 只小鹅放在竹排周围,再入沸水锅中蒸 2
分钟,取出。炒锅上火,加猪油 40 克烧至四成热,放入葱段
煸出香味,拣去葱,加入生姜汁、黄酒、鲜汤、白参汁、精盐、
味精,烧开后撒上胡椒粉,倒入盘内即成。

用法:当菜佐餐,随意食用。

功效:大补气血,健脑益智,增强免疫力。

主治:神疲乏力,失眠健忘,易于感冒。

7. 人参蒸肉鸽

组成:白参粉 5 克,白肉鸽 3 只,鸽蛋 12 个,鲜汤 130 毫
升,熟猪油 500 克,花椒 12 粒,胡椒粉 0.8 克,酱油、黄酒各
15 克,葱 5 段,生姜 8 片,精盐 3 克,味精 1 克,干淀粉 30 克,
湿淀粉 20 克。

制法:鸽子宰杀后去毛及内脏,放入沸水锅内烫去血
水,捞出后控干水分,将精盐、酱油、黄酒对成汁,抹在鸽身
内外,然后将鸽子的两翅翻向鸽背盘起。锅内下入熟猪油,
烧至七成热,放入鸽子炸至微黄,捞出后控净油,放入大碗
内,加入葱段、生姜片、白参粉、鲜汤,用湿绵纸封住碗口,放
入蒸锅内蒸至鸽子骨松、翅裂。鸽蛋洗净,放入凉水中煮至

八成熟,捞出后放入清水中浸凉,剥去外壳,放在干淀粉中滚动,下入油锅中炸至黄色捞出控油。将蒸好的鸽肉摆在大盘内,下面放 2 只,上面放 1 只,把炸好的鸽蛋围在鸽子的四周。将蒸鸽肉的原汁滗入净锅中,加入胡椒粉、味精调味,倒入湿淀粉勾芡,淋在鸽肉及蛋面上即可。

用法:佐餐食用。

功效:益气补血,滋肝补肾。

主治:身体虚弱气血不足及消渴症。

8.人参鸽蛋汤

组成:白参 3 克,鸽蛋 12 个,银耳 6 克,荸荠粉 60 克,冰糖 20 克。

制法:鸽蛋放入冷水锅里煮熟,捞出后过凉、去壳,放入碗内;荸荠粉加入适量清水调成粉浆;银耳放入温水中泡 1 小时,洗净后撕碎,放入蒸碗内,加适量的水、白参、冰糖,放入蒸锅中蒸 1 小时。将锅置火上,加入热水,滗入蒸银耳的汁,再加入荸荠粉浆搅匀,开锅后盛入汤碗内,把银耳、鸽蛋放在荸荠糊上即可。

用法:食银耳、鸽蛋,喝汤。1 日 1 剂,分 2 次服。

功效:滋阴润肺,补肾益气,补脑强心。

主治:疲劳综合征及阴虚肺燥引起的肠燥便秘。

【应用注意】

1.实热证者忌用人参

外感初起,或里热炽盛,或肝阳上亢,以及痰湿内阻、饮食积滞等引起的胸闷腹胀、便溏泄泻、舌苔厚腻等症,以及有疮疖痈肿者,都应忌用。违之则加重症状,好比"火上加油"。

2. 青少年不宜用人参

如体质壮实之人，30岁以下的健康人，精力充沛，易于激动，以不服人参为好，如妄用人参，或误用或多用，往往反而导致闭气，而出现胸闷腹胀等症。尤其是小儿的生理特点为"三有余"，即心、肝、阳常有余，故必须禁用人参等大温大补之品来对小儿进补，反之则会引起小儿的营养代谢紊乱，而出现肥胖、性早熟等现象。

3. 高血压忌用红参

高血压（收缩压超过180毫米汞柱以上者）、阴虚火旺或急性病等患者，忌用红参，如服食红参，则易引起脑出血等脑血管意外，使病情加重。

4. 阳虚忌用西洋参

因西洋参性凉，如阳气不足、胃有寒湿、面白肢肿、心搏缓慢、食欲缺乏、恶心呕吐、腹痛腹胀、大便溏薄、舌苔白腻等忌服西洋参；男子阳痿、早泄、滑精、女子性淡漠、痛经、闭经、带多如水者及小儿发育迟缓、消化不良等，均忌西洋参。尤其是阳虚怕冷或患老年低体温综合征的老年人，冬令时分不能服西洋参，否则会更伤阳气，损害健康。

5. 忌过量久服

人参虽能增强消化功能，但长期过量服用，反而会引起食欲减退和腹胀泄泻。美国有位医师发现，连续长期服用人参的人大都出现一些不良反应，如连续服用2年以上，人变得激动、烦躁、长期失眠，出现高血压、水肿、皮疹，并有清晨腹泻等；其中个别人一日服用人参15克，出现精神错乱。尤其是长期服用人参而突然停用者，甚至会出现低血压、疲乏和震颤等症状。

6. 人参忌与西药同用

人参与西药混用有时可产生一些较为严重的不良反应,甚者可导致死亡。如人参与抗凝药、强心苷、镇静药、类固醇等药物具有拮抗或协同作用,若服用以上药物,不可同时服用人参。又如人参有稀释血液的功能,故服"贫血药"时,不能同时服用人参,不然有时可使病情恶化;还有胃溃疡患者感冒时,不能将阿司匹林与人参同时服用,否则犹如火上浇油。因为阿司匹林本身对胃黏膜就有刺激作用,而人参中含有皮质样激素,能促进胃酸、胃蛋白酶的分泌增多,同时使胃液分泌减少,以致加剧病情。再有含参的中成药如人参再造丸等,不宜与单胺氧化酶抑制药呋喃唑酮、帕吉林、异烟肼、苯乙肼等同用,因这些西药可抑制单胺氧化酶的活性,使去甲肾上腺素、多巴胺、5-羟色胺等单胺类神经递质不被酶破坏,贮存于神经末梢中。又如人参与西药苯巴比妥、水合氯醛等镇静解痉药合用,可加强中枢神经系统的抑制作用,故须特别注意,谨防身体健康遭受不必要的危险。

7. 睡前不宜服人参

人参对大脑皮质有兴奋作用,睡前服用人参,可使大脑兴奋,导致失眠,所以睡前不宜服人参。

8. 人参不宜与某些药物和食物同时服用

人参的成分可与药物中的某些成分发生化学反应,产生沉淀,降低药效。所以服用人参时,应注意勿与萝卜、浓茶、咖啡等同服。

9. 谨防人参滥用综合征

人参有良好的补益作用,毒性很小,虽然如此,并不意味着人参的使用有百利而无一弊。有些年轻人自认为平日工作太忙亏待了自己的身体,还有一些中老年人认为自己身体虚弱,在不明自己体质不知虚实的情况下,大量或少量地进补人参,结果适得其反,不仅身体没有变好,反而出现了身体不适、流鼻血、失眠等症状,也就是所谓的"人参滥用综合征"。

研究发现,人参长期大量服用可使人患"人参滥用综合征",其临床表现为高血压伴神经过敏、失眠、皮疹和腹泻,甚至出现兴奋和不安定。对人参较敏感者大剂量服用,还会出现急性中毒症状,主要表现为鼻出血,胃肠道及脑出血。人参使用不当,还会产生助火、做饱、恋邪等不良反应。阴虚火盛者使用以后可出现便秘、鼻衄。人参虽可益气健脾,提高人体消化功能,但若长期过量使用,亦可出现脘腹胀满,食欲减退;初感外邪而无虚证时若用人参,也可使表邪久滞不出去,加重病情。

美国加利福尼亚大学神经病研究所西格尔医师对 133 名连续服用人参超过 1 个月以上的对象进行了功能观察,发现大多数人出现过度使用人参的效应。像兴奋状态,如咽喉刺激感、失眠、神经衰弱、高血压、欣快感等中枢神经兴奋和激动状态;有些人表现为性情抑郁、食欲减退、低血压,甚至出现皮疹、水肿及清晨腹泻。西格尔医师把高血压伴有神经兴奋、皮疹、清晨腹泻 14 名患者定为"人参滥用综合征"。在这 14 名患者中,全部口服人参根,平均 1 日剂量 3 克,最多时 15 克。到第 24 个月检查时发现,有 10 人变得欣快、烦躁、激动和失眠;4 人因用药剂量较大,导致人格解体和混乱感。估计可能与人参能兴奋垂体—肾上腺系统、干扰人体促皮质素及肾上腺皮质类固醇的含量有关。

人参中含有一种"达马烯三醇苷",它对中枢神经系统有强烈的兴奋作用,长期滥用可导致高血压症。但在另一部分人会出现低血压及镇静作用,原来是人参中还存另一种叫"达马烯二醇苷"的物质,它同达马烯三醇苷作用恰恰相反,对中枢神经起着明显的抑制作用。北京中医研究院西苑医院在临床运用中,也观察到一些病例,长期服用人参后,确有失眠和易激动现象,停药一段时间可好转。

另有报道,口服3％人参酊剂200毫升,出现头昏、发热;服用500毫升者造成死亡;因疲劳而注射人参注射液4毫升出现休克;一次炖服朝红参10克,4小时后出现头痛、烦躁、抽搐;一次炖服红参15克出现头晕、视物模糊、手颤、燥热;1日内煎服红参80克出现呕吐、抽搐、神昏、大小便失禁、发热、双侧瞳孔不等大,被诊为脑出血,后因急性左心衰竭而死亡;3例新生儿出生当日服人参0.3～0.6克煎剂引起1例死亡,2例中毒。用量过大对神经系统、心血管系统、消化系统、水电解质代谢都有损害作用。报道中的病例多数是自觉乏力体弱,急于峻补正气,结果损伤了机体,甚至导致死亡。用人参补益身体,切不可急于求成而超量使用。

【假冒人参辨别】

常见的假冒人参有商陆、桔梗、沙参和胡萝卜等。商陆断面凹凸不平,有数圈同心圆环,舌舐味淡有麻涩感;桔梗分枝少,质软,无人参特异香气,有明显的纵皱,味微苦;沙参体质松泡,断面裂纹多;胡萝卜伪参颜色橙黄。

【保存方法】

人参中的水分、皂苷、脂肪、淀粉、糖类、蛋白质、生物碱和挥发油等成分,均不够稳定,容易受自然因素的影响而起各种变化。人参中的安全含水量为13%。如果水分过大,人参中的淀粉、蛋白质、糖类就容易分解和发热,造成发霉和变质。如果人参的含水量过低,就会失去其应有的重量和色泽,而出现干枯等现象。人参中含有植物脂肪,在外界条件影响下,可能产生酸败和分解。人参中淀粉含量较高,易着火或受虫、鼠侵害。人参含有本身特有的香气,与别的药材同贮易串味,或贮藏不当,使特有气味丧失或变味。

在人参贮藏过程中,温度对其药用及商品价值的保持具有重要作用。一般在常温下(15～20℃),随温度的升高,各种物理化学及生化等的变化将加剧。温度的升高,会促其水分的蒸发,从而降低了人参的含水量。温度的升高有利于微生物的活动,从而加速参的发病腐烂。温度升高,还会促使人参挥发油成分的损失。另外,温度的骤变,会导致空气相对湿度的变化,使人参忽干忽湿,对人参贮存十分不利。

湿度是影响人参质量的又一重要因素。空气湿度随季节和温度而改变。湿度的变化影响到人参的含水量、化学成分及表现特征,并且关系到微生物的活动。人参在贮藏过程中,相对湿度愈高就愈易吸潮;反之,相对湿度愈低,则愈易于收缩。建议人参贮藏相对湿度为60%～70%。相对湿度与温度密切相关,因此,在进行人参贮藏的温、湿度管理时,要考察温、湿度的相互关系。

药材在贮藏过程中,大多情况下总是与空气接触的。空气中的氧能与人参中的一些物质,如脂肪酸、挥发油、皂苷等,发生化学反应,使人参变质。空气中的臭氧含量虽然较低,但它是一种强氧化剂,对人参的变质也有促进作用。空气中氮与氩一般不与人参中的化学成分发生反应。

　　太阳辐射中的红外光线有热效应,可使人参温度升高,加速各种理化变化。紫外光有一定的杀菌作用。在晴天时可使人参短期通风、透光,但不可长期暴晒,否则会发生变质。

　　人参常用保存方法如下。

1. 普通贮藏法

　　人参的普通贮藏法,少量用木盒,每盒 2～4 千克;大量则用木箱,每箱 15～25 千克。木盒或木箱底部垫上一层棉花,棉花上面覆以白纸,木箱壁上垫上棉花和白纸,这样可以在搬运时,不损坏人参。木箱及衬垫材料均须无异味,以防污染参体。装箱的人参,最好贮于冷藏库中,低温可使人参减少或免受病虫害。如没有冷藏库,也应尽量将其放在阴凉的地方。对装箱或装盒的人参,除要调节温度外,还要注意调节湿度。可用猪血密封参箱,也可在夏季加石灰,或添加硅胶等吸湿剂,但要掌握投放量,量过大,吸水过多,参体失水过多,会加大人参的损耗率。贮藏过程中还应注意霉变的发生,应经常检查有无受潮及霉变、虫蛀现象。

2. 气调贮藏法

　　气调贮藏,不仅是人参保鲜的重要方法,也是干参贮藏的重要手段。其原理是,在密闭的贮藏环境中充入氮、二氧化碳等惰性气体,降低氧气的浓度,使害虫缺氧窒息而死亡,达到控制一切害虫和真菌等微生物的活动,保持库内贮存物处于良好状态的目的。此法经济、实用、无污染,在许多中药材上试用,取得了良好的效果。先将仓库准备好,然后在下面垫上麻袋、油布或芦席,以防潮气影响商品质量,再放上薄膜,薄膜上铺一层麻袋。将人参摆放到麻袋上,摆放整齐,尽量不出棱角,以免弄破薄膜。用热合机将薄膜黏合,黏合时要留抽气口。抽气时要连接一真空表,当真空度达到 2.13 千帕以下时,就可以充入氮气。充气量一般为体积的 75%～85%。充完气以后要定期检查,如果二氧化碳数量增多,可能是害虫和微生物在套内活动;如果氧气增加,则说明塑料套子漏气,外界有空气进入。同时要定期给套子补充氮气。充二氧化碳的操作与充氮气基本相同。

3. 吸氧剂法

将吸氧剂和人参或人参制品密封在塑料袋中,吸氧剂可以吸收密闭环境中的氧气,使氧的含量降低到 0.1%,这样就可以有效地阻止人参及其制品的虫蛀及霉变。用此法保存价格较贵的饮片,保质期可达 18 个月以上。鉴于吸氧剂法操作简单,保质效果佳,此法可在人参及其制品的保藏中起重要作用。

【人参是新资源食品】

根据《食品安全法》和《新资源食品管理办法》,2012 年 9 月 4 日,我国原卫生部发布公告,批准人参(人工种植)为新资源食品。公告指出,用于食品的人参须为 5 年及 5 年以下人工种植的人参,食用部位为根及根茎,食用量每天不得超过 3 克。

所谓新资源食品,可以形象化地理解为"用新的资源原料制成的、人们以前从未吃过的食品"。新资源食品应当符合我国的《食品卫生法》及有关法规、规章、标准的规定,对人体不得产生任何急性、亚急性、慢性或其他潜在性健康危害。

简单来说,以下四类食品属于新资源食品:①以前中国居民没有食用习惯的动物、植物和微生物,如蝎子、金花茶、仙人掌、芦荟、螺旋藻等;②从以前中国居民没有食用习惯的动物、植物、微生物中提取的食品原料,如从榨蚕蛹中提取的氨基酸、从莼菜中提取的多糖等;③食品加工中使用的微生物新品种,如双歧杆菌、嗜酸乳杆菌等;④采用新工艺生产导致原有成分或者结构发生改变的食品原料,如转基因食品等。

由于新资源食品不同于传统食品,是一种新兴事物。为保障人体健康,2007年12月1日起施行了《新资源食品管理办法》,根据该办法,在中国,新资源食品必须要经过严格评估,通过国家卫生部门的审核批准,确认对人体健康无害后才能进入市场,对于未经卫生部门批准并公布作为新资源食品的,不得作为食品或者食品原料生产经营和使用。

国家鼓励对新资源食品的科学研究和开发。卫生主管部门全国新资源食品卫生监督管理工作。县级以上地方人民政府卫生行政部门负责本行政区域内新资源食品卫生监督管理工作。

中国对新资源食品安全性评价采用国际通用的、具有很高的公认度的危险性评估和实质等同原则;在评估内容方面,不仅包括新资源食品申报时对技术资料和生产现场进行审查,还包括了产品上市后对人群食用安全性进行再评价;在评估方面,卫生部门组织食品卫生、毒理、营养、微生物、工艺和化学等领域的专家组成评估委员会,负责新资源食品安全性评价工作,以保证评价结果的客观性、科学性。

新资源食品和保健食品最大的区别在于,保健食品是指具有特定保健功能的食品,而且申请审批时也必须明确指出具有哪一种保健功能,而新资源食品则不得宣称或者暗示其具有疗效及特定保健功能。此外,新资源食品和保健食品的适用人群不同,前者适用于任何人群,而后者适宜于特定人群食用。

二、人参代用品——党参

党参为桔梗科植物党参属党参的根。党参在近代临床作为人参的代用品。

【趣闻传说】

相传,吕洞宾和铁拐李两位神仙从中原到太行山云游,见四周犹如仙境,赞叹不已。当他们走到平顺地界时,忽然看见了一头山猪,在山坡上的土里乱拱,二仙十分好奇,看个究竟。只见山猪拱过的地方,黑土疏松,油光发亮,土里长着一种似豆秧的植物。铁拐李童心未泯,连忙拿起这种似豆秧的东西放在口中,边嚼边跟着吕洞宾赶路。走了一程又一程,吕洞宾已是气喘吁吁,而铁拐李却神情如常,一点都不累。途中二仙遇见一樵夫,便问樵夫这似豆秧的植物是什么。樵夫介绍说,这是一种神草。传说古时上党郡有户人家,每晚都隐约听到人的呼叫声,但每次出门看望,却始终只闻其声,不见其人。在一个深夜,主人随声寻觅,终于在离家一里多远的地方,发现一株形体和人一样的植物。因为这种植物出现在上党郡,所以叫"党参"。党参的功效与人参很相似,近代多作为人参的代用品,都有大补元气的作用,难怪铁拐李吃后赶路不觉累呢。

【性味归经】

性平,味甘,归脾、肺经。

【功效主治】

补中益气:用于肺脾气虚所致的气短声低、体倦无力、食少便溏、久泻脱肛等。

生津养血:用于血虚津亏所致的面色萎黄、头晕目眩、心慌胸闷、咽干口渴等。

【使用方法】

煎服:党参 10～30 克,用水煎,去渣取汁,每日 1 剂,分两次服。

药膳:可入菜肴食用,与其他食材如鸡、鸭等炖服,或者煎取汁液,加入粳米煮成稀粥食用。

制膏:党参 200～500 克,与其他药味同入砂锅,小火煎熬去渣取汁,汁液用文火熬制成膏。

泡酒:党参浸入适量优质白酒中,浸泡数周后饮酒。

泡茶:每日取党参 10～20 克,用沸水冲泡,加盖闷数分钟,趁热温服。

【药理作用】

党参对神经系统有兴奋作用,能增强机体抵抗力;有调节胃肠运动,抗溃疡,抑制胃酸分泌,降低胃蛋白酶活性等作用;能使家兔红细胞、血红蛋白增加,对化疗、放疗所引起的白细胞下降有提升作用;能扩张周围血管而降低血压,又可抑制肾上腺素的升压作用。

【药膳验方】

1. 党参黄芪饮

组成:党参 30 克,生黄芪 20 克。

制法:党参、黄芪同入砂锅,加水 500 毫升,浸泡半小时,大火煮沸后改小火煮至药液约 50 毫升,取汁。

用法:分 3 次服,1 岁以内减半。

功效:固表止汗。

主治:体虚乏力及自汗症。

2. 党参大枣茶

组成:党参 10 克,去核大枣 10 枚,陈皮 6 克。

制法:将上述诸药同入砂锅加水适量,大火煮沸,改小火煎煮 30 分钟。

用法:代茶饮,当日饮完,连服 5～7 日。

功效:益气和胃,理气止痛。

主治:倦怠食少,胃部隐痛不适。

3. 党参山药糕

组成:党参、山药各 30 克,茯苓 15 克,莲子、薏苡仁各 20 克,蜂蜜 50 克,白糖 30 克,炒糯米、炒粳米各 700 克。

制法:将党参、山药、莲子、茯苓、薏米与糯米、粳米一同磨成细粉,混合均匀,加入蜂蜜、白糖,加水和匀,蒸熟,切成条糕。

用法:当点心,随意食用。

功效:益气补脾。

主治:不思饮食,食少便溏,面色萎黄水肿。

4. 参归鳝鱼

组成:党参 10 克,当归 6 克,鳝鱼 500 克,生姜片 10 克,葱段 10 克,味精 0.5 克,精盐 2 克,黄酒 20 毫升,胡椒粉 1 克,鲜汤 500 毫升。

制法:将当归、党参洗净后,切片。鳝鱼划开肚,去骨、内脏、洗净,再用开水稍烫一下捞出,刮去黏液,去头尾,再切成 5 厘米长的段。锅内注入清水,放入一半生姜片、葱段、黄酒,烧沸后,把鳝段放入锅内烫一下,捞出,装入炖盅内,面上放党参、当归,加入葱段、生姜片、黄酒、胡椒粉、精盐、鲜汤,用湿绵纸封严口,上笼蒸约 1 小时,出笼后拣出葱段、生姜片,调入味精即成。

用法:当菜佐餐,随意食用。

功效:补中益气,生津养血。

主治:气短心悸,体倦无力,食少便溏。

5. 党参兔肉

组成:党参 15 克,黄芪 15 克,枸杞子 20 克,大枣 15 枚,山药 50 克,净兔肉 200 克,黄酒、葱花、精盐、味精、花椒粉、酱油、麻油各适量。

制法:将兔肉洗净,与党参、黄芪、山药一起煮至八成熟。将兔肉捞出,切成大片,放在汤碗中,摆上大枣、枸杞子,加入黄酒、葱花、精盐、味精、花椒粉、酱油、麻油抓匀,上旺火蒸 20 分钟即成。

用法:当菜佐餐,随意食用。

功效:补气健脾,美容瘦身。

主治:脾胃虚弱,食少便溏,面色萎黄水肿。

6. 补益气血膏

组成:党参 200 克,炙黄芪 300 克,白参粉 30 克,当归 300 克,白芍 200 克,川芎 100 克,熟地黄 300 克,酸枣仁 100 克,柏子仁 150 克,白术 200 克,制何首乌 200 克,阿胶 300 克,炙甘草 50 克。

制法:上药除白参粉、阿胶之外,余药用冷水浸泡 12 小时,入锅加水适量,煎煮 3 次,每次 1 小时,榨渣取汁,合并滤汁,去沉淀物。加热浓缩成清膏。阿胶打碎后用适量黄酒浸泡,隔水炖烊,冲入清膏中,和匀。加蜂蜜 300 克,待蜂蜜溶化后,调入白参粉,搅匀,再煮片刻即成。

用法:每次 20~30 克(1 汤匙),1 日 2 次。

功效:补益气血。

主治:气血不足型眩晕,症见头晕目花,突然坐起时则眩晕加重,平卧低头较缓,耳鸣、心悸、失眠,面色苍白或萎黄,气短自汗、体倦无力,苔薄质淡,脉细软。

7. 补益心脾膏

组成:党参 300 克,白参粉 30 克,炙黄芪 300 克,白术 200 克,茯苓神各 200 克,熟地黄 300 克,当归 300 克,白芍 200 克,丹参 300 克,炙远志 200 克,酸枣仁 150 克,夜交藤 300 克,合欢皮 200 克,桂圆肉 200 克,阿胶 200 克,木香 150 克,炙甘草 50 克。

制法：上药除白参粉、阿胶之外，余药用冷水浸泡 12 小时，入锅加水适量，煎煮 3 次，每次 1 小时，榨渣取汁，合并滤汁，去沉淀物，加热浓缩成清膏。阿胶打碎后用适量黄酒浸泡，隔水炖烊，冲入清膏中，和匀。加蜂蜜 200 克，待蜂蜜溶化后，调入白参粉，搅匀，再煮片刻即成。

用法：每次 20～30 克（1 汤匙），1 日 2 次。

功效：补益心脾。

主治：心脾两虚型神经衰弱，症见夜寐不沉，易醒，心悸怔忡，面色无华，倦怠无力，食欲缺乏，苔薄白，脉细。

8. 参芪健脾膏

组成：白参粉 20 克，炙黄芪 100 克，党参 100 克，山药 150 克，黄精 100 克，白术 100 克，白扁豆 150 克，莲子肉 150 克，薏苡仁 150 克，桂圆肉 150 克，芡实 150 克，大枣肉 100 克，砂仁粉 200 克，炙甘草 20 克。

制法：上药除白参粉、砂仁粉之外，余药用冷水浸泡 2 小时，入锅加水适量，煎煮 3 次，每次 1 小时，榨渣取汁，合并滤汁，去沉淀物，加热浓缩成清膏。加饴糖 100 克，待饴糖溶化后，调入白参粉、砂仁粉，搅匀，再煮片刻即成。

用法：每次 15 克（1 小匙），1 日 2 次。

功效：益气健脾。

主治：脾气虚弱型小儿营养不良，症见面黄少华，形体消瘦，肌肉松弛，毛发枯黄，精神萎靡，懒言少动，食欲减退或厌食，大便量多夹不消化食物，舌质淡，苔白腻，脉象细而无力。

【应用注意】

实证、热证的患者气虚者忌服党参。

党参忌一次使用量过大,否则易引起患者心前区疼痛、心律不齐,停药数天后可恢复。

党参反藜芦,畏五灵脂,不宜配伍同服。

【保存方法】

党参含较多糖质,味甜质柔润,夏季易吸湿、生霉、走油、虫蛀。根头上疣状突起的茎痕及芽或支根折断处,尤其容易发生霉蛀。贮藏过程中应该密封、防潮和保持干燥。可将党参置密闭容器内,加适量干燥剂贮存。

三、清补佳药——太子参

太子参为石竹科植物孩儿参的干燥块根。太子参为清补之品,补气之力不及人参、党参,但具有"补而不腻"的特点。

【趣闻传说】

相传,明朝医家李时珍住客店时,发现店小二一家用来充饥的野菜根是一味药材,可以治病,便向店小二询问其来源。因为药长在明太子的墓地周围,就定名为"太子参"。李时珍怕此药的灵效传出去,大家都纷纷去太子墓地挖药,触犯王法,就没有将太子参编写进《本草纲目》中。

【性味归经】

性平,味甘、微苦,归脾、肺经。

【功效主治】

益气健脾：用于脾气虚所致的神疲体倦、食欲缺乏、病后虚弱等。

生津润肺：用于阴虚津伤所致的肺燥干咳、心悸不眠、虚热汗多等。

【使用方法】

煎服：取本品10～20克用适量水煎两次，两煎药汁混合，分两次服，每日1剂。

药膳：可入菜肴食用，与其他食材如鸡、鸭等炖服，或者煎取汁液，加入粳米煮为稀粥食用。

泡茶：每日10～20克，用沸水冲泡，加盖焖数分钟，趁热温服。

【药理作用】

太子参具有改善机体代谢功能，增强机体对有害物质的防御能力，提高机体免疫力，维持血管弹性，促进骨质生长作用，还具有镇咳、抗疱疹病毒作用。

【药膳验方】

1. 太子参山药粥

组成：太子参10克，茯苓6克，生姜3克，粳米50克，鸡蛋清30克，精盐1克。

制法：将太子参、茯苓、生姜用水煎取汤汁，去渣后与淘洗干净的粳米一同入锅，加水适量，用旺火烧开后转用小火熬煮成稀粥,加入鸡蛋清和精盐,烧开并搅匀即成。

用法:当早餐,随意食用。

功效:补气健脾。

主治:脾虚体倦,食少神疲。

2. 太子参圆蹄

组成:太子参 30 克,猪后蹄髈 1 只(重约 750 克),冰糖 30 克,黄酒 15 毫升,酱油 30 克,葱结、生姜片各适量。

制法:将太子参浓煎取汁 200 克。猪蹄髈洗净,在大骨的两侧各斩一刀,使肉摊开。将猪蹄髈放入锅中,加水太子参汁、黄酒、酱油、冰糖、葱结、生姜片及适量清水,用大火烧开后转用小火炖 2 小时,直到猪蹄髈熟烂,再用大火烧至汤汁如同黏胶状即成。

用法:当菜佐餐,随意食用。

功效:补气养血,健脾润肺,增强免疫力。

主治:气短神疲,食少便溏,易于感冒。

3. 太子参鸭

组成:太子参 15 克,老鸭 1 只,精盐、黄酒、葱段、生姜片、胡椒粉各适量。

制法:将鸭宰杀后去毛及内脏,剁去脚爪,洗净。太子参去杂洗净。将鸭、太子参、葱、生姜、黄酒、精盐一同放入锅中,注入适量清水,用旺火烧沸,再改小火炖至鸭肉熟烂,拣去葱段、生姜片,撒入胡椒粉即成。

用法:当菜佐餐,随意食用。

功效:滋阴润肺,补气健脾。

主治:肺燥干咳,神疲体倦,食欲缺乏。

4. 太子参烩鸽肉

组成:太子参 30 克,鸽肉 100 克,冬笋 10 克,鲜汤、精盐、酱油、黄酒、葱段、生姜片、精制植物油、味精各适量。

制法:将鸽肉洗净切片,下热油锅炒熟。太子参、冬笋分别洗净切片,放锅中,加精盐、酱油、黄酒、葱段、生姜片、鲜汤,一同烧熟,然后烩入鸽肉片,略烧,加味精调味即成。

用法:当菜佐餐,随意食用。

功效:补益脾胃,滋阴养颜。

主治:肺燥干咳,神疲体倦,食欲缺乏。

5. 太子参炖甲鱼

组成:桂圆肉 10 克,太子参 20 克,生姜 3 片,甲鱼 1 只(重约 500 克),精盐、味精各适量。

制法:将桂圆肉、太子参、生姜放入清水中洗净。甲鱼活杀,去肠杂,用清水洗净,切成小块,放入沸水锅内烫一烫,捞出,再清洗一次。将炖盅洗净,把全部用料一齐放入炖盅内,加开水适量,炖盅加盖,小火隔水炖 3 小时,加入精盐、味精调味即成。

用法:佐餐食用。

功效:滋阴养血、补气强身。

主治:身体虚弱,气血不足,肝肾两虚,慢性肝炎,产后及病后体虚,精神疲惫,儿童生长发育迟缓等。

6. 参桂米饭

组成:太子参 20 克,肉桂 2 克,粳米 200 克。

制法:将太子参饮片用冷水浸泡 20 分钟后,加水煎煮 30 分钟,去渣留汁,兑入淘洗干净的粳米,加水适量煮成软米饭。肉桂研成极细粉,兑入饭中调匀,即成。

用法:上下午分服。

功效:健脾温胃散寒。

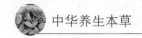

主治:脾胃虚寒型老年消化性溃疡。

7. 太子参姜枣蜂蜜羹

组成:太子参 20 克,生姜 10 克,大枣 10 枚,蜂蜜 30 克,藕粉 50 克。

制法:先将太子参饮片用冷水浸泡 20 分钟,与生姜片、大枣同入锅中,加水用文火煎煮 30 分钟,去渣留汁,趁热调入藕粉,在火上稍炖片刻成稠羹状,离火,兑入蜂蜜,调匀即成。

用法:上下午分服。

功效:健脾温胃。

主治:脾胃虚寒型消化性溃疡。

8. 太子参桑螵蛸炖羊肉

组成:太子参 20 克,桑螵蛸 15 克,羊肉 250 克,葱、姜、料酒、酱油、味精、精盐、五香粉各适量。

制法:先将羊肉洗净,切块,与太子参、桑螵蛸同入锅中,加水适量及葱、姜、料酒、精盐、五香粉各少许,炖至羊肉熟烂时捞去太子参、桑螵蛸,加酱油、味精,稍炖片刻即成。

用法:佐餐当菜,随意服食。

功效:健脾益肺,固涩缩尿。

主治:肺脾气虚型尿失禁,症见小便失控,夜间多尿,量少色清,面色苍白,精神萎靡,四肢乏力,易于出汗,食欲缺乏,便溏不成形,舌淡脉弱。

【应用注意】

实证正气不虚者慎用。

【保存方法】

太子参贮藏过程中容易泛油,应密闭保存,贮藏于阴凉干燥处。

四、补药之长——黄芪

黄芪为豆科植物蒙古黄芪或膜荚黄芪的干燥根,黄芪素以"补气诸药之最"著称,是一种名贵的滋补养生中药材。

【趣闻传说】

相传晋代,在山西五台山附近的一所寺庙门前,有一位贫病交加的穷汉要求剃度出家。老方丈开始执意不收,穷汉痛哭相求,方丈见此人面容憔悴,须发枯少,形体瘦弱,未免起了恻隐之心,长叹一声,将其引至后院药圃。方丈指着一种药草对他说:看来你与我寺有缘,命不该绝,如今兵荒马乱,粮食奇缺,你可在此管园,以此草和杂粮米糠煮粥充饥,穷汉千恩万谢。两年之后,只见此人发须浓黑,体健身轻,面如美少,众僧皆以为奇。忽一日一僧梦见方丈和穷汉双双飞天而去,忙唤众人去看,果见屋在人空,但闻一缕仙药之香,众僧无不唏嘘叹服,此药为何物?传说即黄芪也。

【性味归经】

性微温,味甘,归脾、肺经。

【功效主治】

健脾补中:用于脾气虚所致的倦怠乏力、食欲缺乏、食少便溏等症候。本品甘温,善入脾胃为补中益气要药。

升阳举陷:用于治疗脾虚中气下陷所致的久泻脱肛,内脏下垂。

益卫固表:用于肺气虚证及气虚自汗证。黄芪能补益肺气,常用于肺气虚弱,咳喘日久,气短神疲者。脾肺气虚之人往往卫气不固,表虚自汗,本品能补脾肺之气,益卫固表。

托毒生肌:用于气血亏虚,疮疡难溃难腐,或溃久难敛。本品以其补气之功还有托毒生肌之效。疮疡中期,正虚毒盛不能托毒外达,疮形平塌,根盘散漫,难溃难腐者,可用本品补气生血,扶助正气,托脓毒外出;溃疡后期,因气血虚弱,脓水清稀,疮口难敛者,用本品补气生血,有生肌敛疮之效。

【使用方法】

生用或炙用:益气补中宜炙用,其他方面多生用。

煎服:黄芪 20 克用水煎,去渣取汁,每日 1 剂,分两次服。同其他药配伍使用,一般用量为 10～60 克。

药膳:可入菜肴,与其他食材如鸡、鸭等炖服。

泡茶:每日取生黄芪 10～20 克,用沸水冲泡,加盖闷数分钟,趁热温服。

【药理作用】

实验证明,黄芪有促使细胞生长旺盛、延长寿命的作用,能增强人体的免疫功能。对延缓老年人机体功能衰退,防止或减轻疾病的进程,改善对环境的适应能力,有一定的意义。因此,黄芪在延缓衰老药物的应用中有重要的地位。动物实验提示,黄芪虽有降压作用,但临床单味应用或配伍成复方应用,均发现有良好的升压功效,尤其对中气下降型低血压病效果尤为明显,这可能与黄芪能加强心脏及血管的收缩力有关。黄芪水煎液有抑菌、抗病毒作用;黄芪在细胞培养、动物及人体内均有一定的抗病毒(如水疱性口炎病毒、Sindbis 病毒、流感病毒、新城疫鸡瘟病毒、柯萨奇 B_2 病毒等)感染的作用。

【药膳验方】

1. 黄芪防风饮

组成:生黄芪 15 克,防风 6 克,炙甘草 2 克。

制法:将上述诸药浸泡半小时,同入砂锅加水适量,大火煮沸,改小火煎煮 40 分钟,取汁备用。

用法:分多次饮用,当日饮完。

功效:益气固表,增强免疫力。

主治:肺卫不固,易于感冒。

2. 玉屏风饭

组成:黄芪 10 克,白术 8 克,防风 6 克,粳米 200 克,白糖 30 克。

制法:将黄芪、白术、防风三味药用冷水浸泡 30 分钟,入砂锅加水适量,煎煮 30 分钟,去渣取汁,加入淘净的粳米和白糖入锅,煮熟成饭。

用法:当主食,随意食用。

功效:益气固表,预防感冒,增强免疫力。

主治:肺气虚弱,咳喘日久,表虚感冒、自汗。

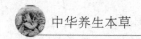

3. 芪参汽锅鸡

组成:黄芪 20 克,吉林人参 3 克,净嫩母鸡 1000 克,鲜汤 500 毫升,葱段、生姜片、黄酒、精盐、胡椒粉各适量。

制法:将黄芪、人参洗净切片,净鸡先入沸水锅内焯片刻,捞出,用凉水冲洗,将黄芪片、人参片整齐地装入鸡腹腔内。将鸡放入汽锅内,加入葱段、生姜片、黄酒、鲜汤、精盐,用绵纸封口,上屉用旺火蒸约 1 小时,出锅后,拣出葱、姜,把黄芪片、人参片从鸡腹内取出,码放在鸡上,加入胡椒粉调味即成。

用法:当菜佐餐,随意食用。

功效:大补气血,补精增力。

主治:神疲乏力等亚健康状态及疲劳综合征,对脑力性疲劳伴有头晕、失眠健忘者尤为适宜。

4. 黄芪鱼肚汤

组成:黄芪 30 克,鱼肚 50 克,时蔬 100 克,黄酒、胡椒粉、姜、葱、香菇、精盐各适量,鸡汤 250 毫升。

制法:鱼肚发透切成 3 厘米见方的块,黄芪切成薄片用米炒黄,时蔬洗净切 4 厘米长的段,姜切片,葱切花,香菇切薄片。将鱼肚、黄芪、黄酒、姜葱、胡椒粉、香菇放入炖锅内,加入鸡汤,置大火上烧沸,再用小火炖 40 分钟,加入盐、时蔬煮沸即成。

用法:每日 1 次,每次 1 杯,可佐餐可单食。

功效:补气升提,升阳护胃。

主治:气虚证如神疲乏力,食少便溏,内脏下垂等。

5. 黄芪肉桂蜜饮

组成:黄芪 15 克,肉桂 5 克,白芍 12 克,生姜 10 克,炙甘草 3 克,大枣 10 枚,蜂蜜 30 克。

制法:除蜂蜜外,将黄芪等洗净,放入清水中浸泡片刻,同入砂锅,加适量水,煎煮 2 次,每次 30 分钟,合并 2 次煎汁,过滤后调入蜂蜜,拌和均匀即成。

用法:上下午分服。

功效:温补脾胃,散寒止痛。

主治:脾胃虚寒所致的胃脘冷痛,空腹明显。

6. 参芪炖大枣

组成:党参 30 克,黄芪 30 克,大枣 20 枚。

制法:将党参洗净,晒干,切成片。黄芪洗净,晒干,切成片,蜜渍后与党参片、大枣同入锅中,加适量水,用小火煎煮 2 次,合并滤汁即成。

用法:上下午分服。

功效:补气健脾,益气摄血。

主治:脾胃虚弱所致的面色无华,饮食减少,神疲乏力。

7. 牛肉芪枣汤

组成:鲜牛肉 250 克,黄芪 30 克,补骨脂 10 克,山药 15 克,生姜 6 克,大枣 25 克,精盐、葱、黄酒各适量。

制法:将牛肉洗净切块,与洗净的黄芪、补骨脂、山药、大枣、生姜、葱、黄酒一同放入砂锅内,加适量水,用大火煮沸后转用小火炖 2 小时,加精盐调味即成。

用法:当菜佐餐,随意食用。

功效:温补脾肾,散寒止泻。

主治:脾肾两虚所致的久泻乏力,怕冷肢凉。

8. 冬瓜腰片汤

组成:连皮冬瓜 250 克,猪肾 1 对,黄芪 15 克,薏苡仁 15

克,山药 15 克,料酒、鸡汤、葱花、姜片各适量。

制法:冬瓜洗净,刨下外皮(勿弃)后,冬瓜肉切成块状,冬瓜皮切碎,放入纱布袋,扎紧袋口,备用。薏苡仁、山药、黄芪分别拣去杂质,洗净,山药、黄芪切成片,备用。猪肾洗净,剥去包膜,剖开后,去除臊腺,用快刀切成薄片,放入碗中,加料酒、葱花、姜末,拌揉均匀。冬瓜皮纱布袋放入砂锅,加适量水,大火煮沸,改用小火煎煮 20 分钟,取出纱布袋,滤尽汁液,加薏苡仁、山药,煎煮 30 分钟,加入冬瓜块、猪腰片及黄芪,煮沸后,继续用小火煨煮至冬瓜、腰片熟烂,汤汁浓稠时,加适量鸡汤,煮沸即成。

用法:当汤佐餐,随意食用。黄芪、山药片一并嚼食咽下。

功效:温阳化气,利水化饮。

主治:水饮凌心所致的心悸怔忡,气喘,动则加重,四肢水肿。

【应用注意】

黄芪是一味温补性药物,补气升阳,易于助火,又能止汗,凡有感冒发热、胸腹满闷等症者,不宜服用黄芪;如患有肺结核病的人,有发热、口干唇燥、咯血等症状者,不宜单独服用黄芪;痈疽初起或溃后热毒尚盛等证,均不宜服用黄芪。

有研究表明,黄芪可使染色体畸变率和细胞微核率明显增高,故孕妇不宜长期大量应用。

【保存方法】

黄芪含糖类、黏液质等物质,具粉性和甜味,必须保持干燥,严防潮湿。冬、春两季放置于干燥处收藏即可。夏、秋季霉蛀极易发生,在梅雨季节之前应打开包装,充分摊开干燥,以减少水分,然后密闭贮藏。

五、"南方人参"——绞股蓝

绞股蓝为葫芦科多年生攀缘藤本植物绞股蓝的根茎或全草。绞股蓝在全世界已发现 13 种,我国就占有 11 种和 2 个变种。

【趣闻传说】

绞股蓝是近 30 年才出现的新的益寿保健品,但人们食用绞股蓝却可上溯到春秋战国时期。那时诸侯战乱割据,灾荒连连,人民生活在贫困线上,饿殍遍野,饥民处处挖野菜充饥,绞股蓝就是被用来充饥的野菜之一。在饥饿中,人们到处觅取充饥果腹之食,结果意外发现绞股蓝不但比一般野菜好吃得多,而且具有清热止咳的效用。到了明代,明太祖朱元璋第五子朱橚考核可救饥馑的野生植物 414 种。证实其花、果、根、干、皮之可食者,分草、木、谷、果、菜 5 部,逐一绘图说明,取名《救荒本草》,被后世誉为"南方人参"的绞股蓝,首次被收录在此书中。但不知为什么,后来的医学家们忽略了对绞股蓝的深入研究,以至于直到 20 世纪 70 年代,绞股蓝仍默默无闻地在依涧傍溪的次生林中繁衍生长,寂寞度日,农村则把它们作为喂养牲畜的饲料使用。然而,是金子总要发光的。20 世纪 70 年代,周恩来总理为了解除老年哮喘病的痛苦,号召全国中西医献方献策,展开防治老年哮喘病的攻关活动。1972 年 9 月初《人民日报》在头版上，刊登了云南省曲靖地区中西医结合医疗小组用绞股蓝治疗老年慢性气管炎的消息，报道说治愈率达 79％，引起了国内外医学界的极大关注。从此，绞股蓝一举成名，开始受到医学家的重视。

民间有句"北有长白参，南有绞股蓝"的俚语，说明绞股蓝与人参功效相仿。将其加红糖水煎服，具有一定抗疲劳、促睡眠、提高记忆力的作用。

【性味归经】

性寒，味苦，归脾、胃、肺经。

【功效主治】

益气健脾：用于脾气虚所致的体倦乏力、纳食不佳、食少便溏等。

补肺润燥：用于肺阴虚所致的肺中燥热、咳嗽痰黏、干咳无痰等。且能益肺气，清肺热，还有化痰止咳之效。

养心安神：用于心脾气虚所致的体倦乏力、动则气喘、胸闷气促、心悸失眠等。

【使用方法】

煎服：取绞股蓝 10～20 克，用适量水煎两次，两煎药汁混合，代茶饮，每日 1 剂。

药膳：可入菜肴食用，与其他食材如鸡、鸭等炖服，或者煎取汁液，加入粳米煮为稀粥食用。

泡茶：每日取绞股蓝 10～20 克，用沸水冲泡，加盖闷数分钟,趁热温服,至味淡。

【药理作用】

绞股蓝具有提高机体免疫力、提高抗应激能力、调血脂、抗血栓作用,此外,还具有延缓衰老、抗溃疡、镇静催眠、止痛、抗肿瘤作用。

【药膳验方】

1. 绞股蓝枸杞子茶

组成:绞股蓝 15 克,枸杞子 15 克。

制法:将绞股蓝、枸杞子分别拣杂后洗净,晒干,放入大号茶杯中,用刚煮沸的水冲泡,加盖,闷 15 分钟饮用。

用法:当茶,频频饮用,一般可连续冲泡 3～5 次。

功效:滋补肝肾,增强免疫力。

主治:体倦乏力,气短气喘,心慌胸闷,失眠健忘。

2. 绞股蓝大枣饮

组成:绞股蓝 15 克,大枣 10 枚。

制法:将绞股蓝、大枣洗净,沥去水分,切碎,一同放入砂锅,加足量水,中火煨煮 30 分钟,收取汁液 2000 毫升,即成。

用法:每次 1000 毫升,每日 2 次,当日饮完。

功效:清热养阴,补气健脾,养心安神。

主治:神疲体倦,食欲缺乏,干咳少痰,肺中燥热,心悸失眠。

3. 绞股蓝牛奶

组成:绞股蓝 3 克,牛奶 250 毫升。

制法:将绞股蓝研成细粉,加入煮沸的牛奶中即成。

用法:与早餐一同饮服。

功效:补气强身,增强免疫力。

主治:气虚所致的神疲乏力、食少纳差、易于外感等。

4. 绞股蓝粥

组成:绞股蓝 10 克,粳米 100 克。

制法:绞股蓝煎取药汁,与淘净的粳米同煮成粥。

用法:当早餐,随意食用。

功效:补气健脾。

主治:脾气虚所致的食少便溏、神疲乏力、易于外感。

5. 绞股蓝酒

组成:绞股蓝 30 克,白酒 500 毫升。

制法:将绞股蓝放入干净容器内,倒入白酒,密封,浸泡
1 周。

用法:每次服用 15 毫升,每日 2 次,早晚服用。

功效:益气健脾,补肺润燥,养心安神。

主治:气阴两虚所致的体倦乏力、纳食不佳、食少便溏、
自汗盗汗、咳嗽痰黏、干咳无痰、心悸胸闷、失眠健忘等。

【应用注意】

虚寒证者忌用。

不可超量使用。少数人服用本品会出现恶心呕吐、腹
胀腹泻、头晕眼花的症状。

【保存方法】

贮藏时应防止受潮霉变,避免重压。

六、大脑"兴奋剂"——刺五加

刺五加为五加科植物刺五加的干燥根及根茎。有"大脑兴奋剂"的美称。

【趣闻传说】

有报道说,1979 年 9 月,苏联发射了"礼炮 6 号",航天站的飞行指令长利亚霍夫和飞行工程师柳明,奇迹般地创造了连续飞行 175 天的最高记录,使美国"天空实验室"3 名运动员所创造的 84 天记录相形见绌。于是,人们纷纷议论并猜测这一奇迹创造的背景,但始终不得其解。后据消息灵通人士透露,礼炮 6 号工作人员除了享有 70 多种食品外,每天还加服 4 毫升"棕红流浸膏",并说这种流浸膏能增加人体对各种信号识别能力,有预防疲劳并且能使思维清晰的作用。于是,各国人士都在探求这种具有如此神奇功力的"棕红流浸膏"的"机密",却没有人弄清楚它的配方。无独有偶,1980 年,第 23 届奥运会在莫斯科举行,苏联运动员出人意料地创造了惊人的成绩,引起了体育界的震惊。对运动员进行了全面检查,没有发现服用兴奋剂的迹象。这时,人们忽然想起"棕红流浸膏"。尽管这种流浸膏被列入苏联国家机密,但最终还是失密了。原来,这种"棕红流浸膏"就是用中药刺五加制成的。

【性味归经】

性温,味辛、微苦,归脾、肾、心经。

【功效主治】

益气健脾:用于脾气虚弱所致的神疲乏力、食欲缺乏、大便溏薄等。

补肾安神:用于心肾不足所致的腰膝酸痛、耳聋耳鸣、失眠多梦、阳痿、脚气等。

【使用方法】

煎服:与其他药味配伍同煎,去渣饮汁,一般用量为10~30克。

研末:将刺五加烘干研末,用开水冲服,每次可服用2~3克。

泡酒:刺五加浸入适量优质白酒中,浸泡数月后饮酒。

泡茶:刺五加切成薄片,每次取5片左右,用沸水冲泡,加盖闷数分钟,趁热温服,至淡无味。

药膳:可与其他食材如乌骨鸡、鸭等炖服或煮食。

制剂:将刺五加提取后加工制成丸散、糖浆、注射液及浸膏等剂型,用于治疗临床病症。

【药理作用】

刺五加具有抗氧化作用,可增强人体免疫力、防止老化及促进健康,以及镇静和调整心肌能力的作用;此外,还具有止咳、祛痰、抗结核杆菌、促进胆固醇的排泄、促性腺、抗辐射、抗疲劳等作用。

【药膳验方】

1. 五皮饮

组成:刺五加皮、陈皮、生姜皮、茯苓皮、大腹皮各9克。

制法:上述诸药同入砂锅,加水 500 毫升,浸泡半小时,大火煮沸后改小火煮 20 分钟,取汁 200 毫升,二煎加水 300 毫升,取汁 200 毫升,二汁混合。

用法:上下午分服,每日 1 剂。

功效:健脾利水。

主治:水肿,小便不利。

2. 刺五加茶

组成:刺五加 10 克,红糖 20 克。

制法:将刺五加洗净,切片,放入砂锅内,加水 1000 毫升,煎煮 30 分钟,煎汁过滤倒入杯中,调入红糖,混匀后即可。

用法:代茶饮,上下午分服。

功效:补中益精,坚筋强志,增强免疫力。

主治:神疲乏力,少气懒言,失眠健忘,易于外感。

3. 刺五加醪

组成:刺五加 60 克,糯米 500 克,酒曲适量。

制法:将刺五加洗净,切片,加冷水适量浸泡,煎煮 2 次,合并煎汁。将煎汁与淘净的糯米共同烧煮,做成糯米干饭,待冷却后,加酒曲,拌匀,发酵成酒醪,即汁滓混合的酒,如现代称的酒酿。

用法:佐餐随量食用,日服量以 25 克为宜。

功效:温补脾肾,健脑益智,增强免疫力。

主治:倦怠乏力,食欲缺乏,腰膝酸痛,失眠健忘等。

4. 刺五加炖母鸡

组成:母鸡 1 只,刺五加 30 克,当归 15 克,葱、生姜、黄酒、精盐各适量。

制法:将母鸡宰杀去毛、爪,剖腹去内脏,将刺五加、当归、葱、生姜、黄酒、精盐纳入鸡腹,放入砂锅中,加清水适量,用旺火烧开后转用小火炖 2 小时左右,直至母鸡熟烂即成。

用法:当菜佐餐,随意食用。

功效:补气养血,健脾养胃。

主治:神疲乏力,食欲缺乏,面色少华,少气懒言等。

5. 刺五加鳝鱼

组成:鳝鱼 500 克,刺五加 10 克,当归 6 克,生姜片、葱段、味精、精盐、黄酒、胡椒粉各适量,鲜汤 500 毫升。

制法:将刺五加、当归洗净后,切片。鳝鱼划开肚,去骨、内脏,洗净,再用开水稍烫一下捞出,刮去黏液,去头尾,再切成 5 厘米长的段。锅内注入清水,放入一半生姜片、葱段、黄酒,烧沸后,把鳝段放入锅内烫一下,捞出,装入炖盅内,面上放刺五加、当归,加入葱段、姜片、黄酒、胡椒粉、精盐、鲜汤,用湿绵纸封严口,上笼蒸约 1 小时,出笼后拣出葱段、生姜片,调入味精即成。

用法:当菜佐餐,随意食用。

功效:补气养血,健脾补肾。

主治:神疲乏力,腰膝酸痛,面色萎黄,少气懒言,食欲缺乏等。

【应用注意】

阴虚火旺者慎用。

据报道,曾有患风湿性心脏病者在使用刺五加后会出现心包疼痛、头痛、心悸和血压上升。

极少数使用者会出现短暂的轻微腹泻。

【保存方法】

贮藏于凉爽干燥处,避免重压。

七、补脾良药——白术

白术为菊科植物白术的干燥根茎。现各地多有栽培。白术生用取其健脾而不燥,炒用则燥湿力量增加,炒焦则用在脾湿有寒,土炒则补脾止泻,米泔水制者可以完全消灭燥气。

【趣闻传说】

《神仙传》一书中曾有这样一段记载:陈子皇得到服食白术的秘方,服之长寿,去霍山修炼。其妻姜氏得疾病,想起丈夫采集白术的方法,晒干切片后连续服用,百病自愈,活到170岁。

【性味归经】

性温,味甘、苦,归脾、胃经。

【功效主治】

健脾益气:用于脾胃虚弱所致的面色少华、体倦乏力、食少便溏、久泻久痢等。

燥湿利水:用于脾虚痰饮见食少、胃肠有振水声、头晕、心悸等。亦用于脾虚水肿按之凹陷不起、小便不利等症。

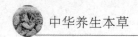

也用于脾虚带下清稀如涕。

固表止汗：用于肺卫不固所致的自汗、易于外感。

安胎：本品补气健脾，促进水谷运化以安胎。用于妊娠恶阻、胎动不安及妊娠水肿。

【使用方法】

煎服：取本品 10～30 克，用适量水煎两次，两煎药汁混合，代茶饮，每日 1 剂。

药膳：可与其他食材如鸡、鸭等炖服，或者研末与面粉混合制成糕点，还可以煎取汁液，加入粳米煮为稀粥食用。

研末：将白术烘干研末，用开水冲服，每次 10 克，每日 2～3 次，一般用药 3 日可明显改善便秘症状。

泡茶：每日 10～20 克，用沸水冲泡，加盖闷数分钟，趁热温服。

【药理作用】

白术能提高机体的免疫力、促进造血功能、促进蛋白质的合成、双向调节胃肠功能、降血糖、抗凝血作用，还具有抗溃疡、抗菌、利尿、抗肿瘤等作用。

【药膳验方】

1. 白术槟榔姜肚粥

组成：白术 30 克，槟榔 10 克，猪肚 1 只，生姜 3 片，粳米 100 克，冰糖适量。

制法：将猪肚洗净，切成小块，与白术、槟榔、生姜一同放入砂锅中，加适量清水，用大火煮沸，再用小火煮 30 分钟，滤去药渣,放入粳米,继续用小火煮至米烂粥稠,调入冰糖,略煮即成。

用法:早晚分食。

功效:补中益气,健脾和胃。

主治:气虚伴水湿内阻证所致的神疲乏力,四肢困重,小便不利,食欲缺乏等。

2. 白术猪肚粥

组成:白术 20 克,猪肚半只,生姜片 10 克,粳米 100 克,精盐适量。

制法:将猪肚洗净后切成小块。白术、生姜一同放入砂锅煎取药汁,去渣后与淘洗干净的粳米及猪肚一同煮粥,待粥稠,调入精盐即成。

用法:早晚分食。

功效:补益脾胃,增强免疫力。

主治:脾胃虚弱所致的不欲饮食,倦怠乏力。

3. 白术健脾饼

组成:白术 50 克,鸡内金 20 克,大枣 250 克,面粉 500 克,干姜 10 克,精制植物油、精盐各适量。

制法:将白术、干姜用纱布包成药包扎紧,放入锅内,下大枣,加水适量,用旺火烧沸,转用小火熬煮约 1 小时,除去药包和大枣的核,将枣肉搅拌成枣泥。把鸡内金烘干研成细粉,与面粉混合均匀,再将枣泥倒入,加水适量,合成面团。将面团分成若干小团,做成薄饼,用小火烙熟即成。

用法:当点心,随意食用。

功效:补益脾胃,增强免疫力。

主治:脾胃虚弱所致的不欲饮食,食少便溏,倦怠乏力。

4. 白术茯苓糕

组成：白术 20 克，茯苓 30 克，人参 10 克，糯米粉 1000 克，白糖 100 克。

制法：将茯苓、人参、白术分别切片，加水煮 2～3 次，去渣留汁。药汁中加白糖、糯米粉拌匀，上笼用旺火烘熟。

用法：当点心，随意食用。

功效：补气健脾，燥湿利水。

主治：神疲乏力，四肢困重，小便不利，食欲缺乏。

5. 白术鲈鱼汤

组成：白术 60 克，鲈鱼 500 克，陈皮 10 克，胡椒粉 2 克，精盐、麻油各适量。

制法：将鲈鱼去鳞、鳃，剖开去肠杂，洗净，切块。白术、陈皮洗净，与鲈鱼一同放入锅内，加清水适量，用旺火煮沸后转用小火煲 2 小时，加精盐、胡椒粉调味，淋上麻油即成。

用法：当菜佐餐，随意食用。

功效：益气补脾，燥湿利水。

主治：神疲乏力，四肢困重，小便不利，食欲缺乏。

【应用注意】

阴虚燥渴、气滞胀闷者忌服。

忌桃、李、菘菜、雀肉、青鱼。

《药品化义》中记载，凡郁结气滞，胀闷积聚，吼喘壅塞，胃痛有火，痈疽多脓，黑瘦人气实作胀，皆宜忌用。

【保存方法】

白术含挥发油，具芳香气，需防虫蛀。若贮存过久也会泛油、变黑,所以不宜多年久存。贮藏中必须保持干燥,梅雨季节尤其应经常检查,发现受潮应立即晒干或烘干。

八、药食上品——山药

山药为薯蓣科植物薯蓣的干燥根茎。山药营养丰富,可作主食品,亦作蔬菜或作酿酒原料,也是一味重要药材。早在两千多年前,东汉名医张仲景就将其入药。

【趣闻传说】

相传,在很久的古代,有两个国家发生了战争,结果是弱国把强国打败了。

战争开始没多久,弱国军队便节节败退,强国军队乘胜追击,占领弱国许多土地。最后,弱国军队只剩下几千人马逃进了一座大山。强国军队攻到山下,由于山势陡峭,易守难攻,几次进攻都未取胜。于是,他们便将这座山团团包围。他们认为包围了这座山,弱国军队便难以突破,人不得食,马不得草,用不了多久就会出山投降,否则就会被活活饿死。于是,他们便围而不攻,坐等敌军投降。

一个月过去了,两个月过去了,弱国军队毫无动静,强国的指挥官计算着弱国军队带的粮草已经吃完了。三个月过去了,弱国军队仍然毫无动静。强国军队的指挥官想,此时敌人肯定已经没有粮吃,大概正在杀马充饥。五六个月过去了,被包围的军队还是没有动静。强国军队的指挥官判断敌军的马匹已吃光,再不投降,便只有活活饿死了,他让士兵高喊劝降,弱国军队并不回答,只是射出几支冷箭。

到了第八个月,强国军队的指挥官算定敌军已死亡过半,没死的也只剩下一口气了,于是便放松警惕,整天饮酒作乐。他的士兵卸甲歇息,只等再围数月后上山收尸。

一个夜晚,强国军队正在蒙头酣睡。突然,从山中冲出一支兵强马壮的军队,径直杀向强国大营。强国指挥官在睡梦中被部下唤醒,一听是弱国军队杀来了,大吃一惊,以为是神仙帮助敌军,无心恋战,骑马便逃。结果被杀得尸横遍野,弱国转败为胜,把失去的国土全部夺了回来。弱国军队在山中被困将近一年,内无粮草,外无救兵为何不但没有饿死,反而兵强马壮呢?原来山中到处长着一种草,这种草夏天开白色或淡绿色的花,地下的根茎呈圆柱状或棒状。士兵们被困在山上饿极了,就挖它的根茎吃。觉得味道还不错,挺甜。于是就整天挖着吃,而马就吃树叶和这种草的藤叶。将近一年时间,弱国在山中休整了濒于溃散的军队,喂壮了疲劳待毙的马匹,于是乘着强国不备,趁黑夜杀下山去,大获全胜。

为了记住这种草,大家给它起了一个名字,叫"山遇",意思是说刚好在山里正缺粮的时候遇到了它。这样,"山遇"就被人们逐渐食用了。在食用中人们慢慢发现,它不仅能像粮食一样滋养人,而且还有健脾胃、补肺、补肾的功效,吃了它可以治疗脾虚、泄泻等症,于是将"山遇"改名为山药了。

【性味归经】

性平,味甘,归脾、肺、肾经。

【功效主治】

补脾益胃:用于脾胃气阴两虚引起的食少便溏、久泻不止等。

补肺生津:用于肺虚津伤所致的干咳少痰、动则气喘、口干不适、口渴尿多等。

补肾益精:用于肾虚所致的腰酸腿软、遗精滑泄、尿频遗尿、带下清稀等。

【使用方法】

煎服:取山药10～30克(干品),用适量水煎两次,两煎药汁混合,代茶饮,每日1剂。

药膳:可入药膳,与其他食材如鸡、鸭等炖服,或者研末与面粉混合制成糕点,还可以将鲜山药单独煮烂代主食。

研末:将山药饮片研末,用开水冲服,每次10克,每日2次,一般用药3日可明显改善便秘症状。

泡茶:每日取山药10～20克,用沸水冲泡,加盖闷数分钟,趁热温服。

炒服:用麦麸、米或者黄土文火炒山药至淡黄色,可增强补脾止泻的功效。

【药理作用】

山药中的黏液蛋白质能预防心血管系统的脂肪沉积,保持血管的弹性,防止动脉硬化过早发生,减少皮下脂肪沉积,避免出现肥胖。山药中所含的多巴胺能扩张血管,改善血液循环。山药中所含的胆碱具有抗脂肪浸润的作用,可预防脂肪肝。山药中所含的皂苷是激素的原料,这一点证实了中医关于山药补肾涩精之说。山药中所含的消化酶促进蛋白质和淀粉的分解。山药自古便是治疗糖尿病的食药两用佳品。此外,山药还能防止肝和肾中结缔组织的萎缩,预防胶原病的发生。

【药膳验方】

1. 山药黄芪饮

组成:鲜山药 250 克,黄芪 30 克。

制法:将黄芪洗净,晒干或烘干,研成极细末,备用。将家山药去皮,洗净,切碎,捣烂,放入砂锅,放足量清水,大火煮沸后调入黄芪细末,改用小火煨煮 30 分钟,过滤取汁,将滤渣回入砂锅,加水再煨煮 30 分钟,过滤取汁,合并 2 次汁液,小火煮沸即成。

用法:上下午分服。

功效:补肾生津,降血糖。

主治:肾阴亏虚型糖尿病。

2. 黄连山药饮

组成:黄连 5 克,山药 200 克。

制法:将黄连洗净,晒干或烘干,切成薄片,放入纱布袋中,扎口,备用。将山药洗净,除去须根,连皮切成薄片,与黄连药袋同放入砂锅,加足量水,大火煮沸后改用小火煨煮 30 分钟,取出药袋即成。

用法:早晚分服,吃山药片,饮汤汁。

功效:清热解毒,滋阴益气,降血糖。

主治:燥热伤肺型糖尿病。

3. 山药羊肉糯米粥

组成:鲜山药 500 克,羊肉 250 克,糯米 100 克。

制法:将羊肉洗净切碎,山药洗净去皮捣碎,一同加水煮烂,加入淘洗干净的糯米,再加水适量,一同煮粥即成。

用法:日服 1 剂,分数次食用。

功效:补脾止泻,补气暖胃。

主治:畏寒肢冷,食欲缺乏,经行泄泻。

4. 山药卷

组成:鲜山药 250 克,糯米粉 150 克,麻油 25 克,猪肉 150 克,冬笋 50 克,虾肉 50 克,香菇 15 克,精盐、白糖、酱油、黄酒、植物油、鸡蛋清、葱花、生姜各适量。

制法:将猪肉、冬笋、香菇、虾肉切成丝,葱、生姜也切成丝,下热油锅煸一下,放入调料,炒好后取出晾凉备用。山药洗净去皮,笼蒸烂,过罗成泥,用麻油和糯米粉和匀,分成 2 块,擀成片。将炒好的馅放在一头卷一下,两头折起来,再继续卷成卷。开口处用鸡蛋清粘好,用油炸至金黄色捞出,切成斜刀段,露馅一头朝外,摆在盘里即成。

用法:佐餐食用。

功效:健脾暖胃,补肺止汗。

主治:食少便溏,带下清稀,惊悸,肾虚遗精,耳鸣耳聋等。

5. 八宝山药泥

组成:山药 300 克,熟猪油 50 克,熟黑芝麻 30 克,炸核桃仁 30 克,炸花生米 30 克,熟黑豆粉 30 克,橘红粒 30 克,大枣 30 克,冬瓜条 15 克。

制法:将生山药洗净,入笼蒸熟,去皮压成茸泥,大枣切成粒。炒锅洗净,中火上加开水少许,下山药泥搅散,加入熟猪油,炒 30 分钟,加白糖,熟猪油炒至吐油,随即加黑豆粉、花生米、黑芝麻、橘红粒、冬瓜条、大枣、炸核桃翻炒均匀,起锅即可。

用法:早晚分食。

功效:滋补肝肾,健脾暖胃。

主治:肾阴亏虚型糖尿病。

6. 山药鸡蛋面

组成:山药粉 150 克,面粉 300 克,豆粉 20 克,鸡蛋 1个,葱段、姜末、精盐、味精、麻油各适量。

制法:将面粉、山药粉、豆粉放入盆中,鸡蛋打入碗中,调匀后倒入盆中,加适量精盐和清水,揉成面团,擀成薄面皮,切成面条。炒锅上火,放入清水、麻油、葱段、生麦片,煮沸,将面条下锅,煮熟为度,加精盐、味精,调味即成。

用法:当面点,随意食用。

功效:健脾养阴,益肾固精。

主治:肾阴亏虚型糖尿病。

7. 山药大枣藕

组成:山药 50 克,百合 50 克,大枣 12 枚,猪网油 2 张,鲜藕 1 节,冰糖、面粉、牛奶、蜂蜜各适量。

制法:将百合洗净,脱瓣后用清水浸泡,捞出沥水,切碎。山药洗净,下锅煮熟,去皮制成泥。大枣去核切碎。百合、山药、大枣一同放入碗内,加入面粉、牛奶、蜂蜜调匀。切开藕的一端,洗净后将百合等填满藕孔,再用牙签将切开的藕节封牢,放入砂锅内煮熟,捞出后削去藕皮,改刀切在厚片。网油洗净后垫入碗底,码入藕片,加入冰糖,盖上网油,上笼用大火蒸片刻,取出后去掉网油,扣入盘内即成。

用法:佐餐食用。

功效:益气健脾,补血安神。

主治:心脾两虚所致的失眠、心悸胸闷、面色少华、慢性腹泻等。

8. 山药豆腐汤

组成:鲜山药 200 克,豆腐 400 克,大蒜 1 瓣,酱油、麻油、精盐、味精、葱末、花生油各适量。

制法:将山药去皮,切成小丁;豆腐用沸水烫后切成丁。炒锅上火,放油烧热,爆香蒜茸,倒入山药丁煸炒,加水适量,煮沸后下豆腐丁,加入精盐、味精、酱油、烧至入味,撒上葱花,淋上麻油,出锅即成。

用法:佐餐食用。

功效:清热利尿,健脾和胃。

主治:遗精,白浊带下,子宫下垂,小便频数等。

【应用注意】

山药有一定的收敛作用,凡有实邪、湿热及大便燥结者不宜食用。

山药不宜与碱性的食物或药物混用,以免使山药所含的淀粉酶失效。

【保存方法】

新鲜山药最好放在冰箱冷藏,以免发霉。干山药富含淀粉,易虫蛀,应该置通风干燥处密闭贮藏。

九、药食妙品——莲子

莲子为睡莲科植物莲的成熟种子。建宁通心血莲是福建省三明市建宁县的特产。历史上被誉为"莲中极品",历代被列入进贡珍品,古称"贡莲"。

【趣闻传说】

一颗成熟的莲子,不管是沉埋于泥土石缝,还是着落于水津沙丘,即便是酷暑严寒,都能保持顽强的生命力。种子(即莲实)的生命力表现得更加惊人,即使经过三五百年,只要培育得法,莲子的胚芽仍能萌发,长出新芽。据有关资料报道,在旅顺附近的古代泥岩里,曾发掘出这类莲子,经考古学家鉴定,这些莲子在地下已"长眠"了1000多年。植物学家十分兴奋地选取了一颗莲子做试验,将这颗莲子进行处理,使水分浸入种子内部,这颗莲子竟抽出芽来,这在植物世界中是极为罕见的。

【性味归经】

性平,味甘、涩,归脾、肾、心经。

【功效主治】

补脾止泻:用于脾虚所致的久泻久痢、倦怠乏力、食欲缺乏。

益肾涩精:用于肾虚精亏所致的遗精、滑泄、尿频、遗尿、妇人崩漏带下等。

养心安神：用于心神失养所致的心神不宁、惊悸、失眠等。

【使用方法】

煎服：取莲子干品 10～20 克，单味或者与其他中药配伍，加适量水煎煮，大火煮沸后改文火慢煎 30 分钟，去渣饮汁。

药膳：可与其他食材如乌骨鸡、鸭等炖服或煮食，或与粳米同煮成粥食用，或者蒸熟后碾泥加糖制成馅心，亦可将莲泥微火稍煮，搅拌成莲蓉，做成馅饼或汤圆等食用。

研末：将莲子烘干研末，用开水冲服，每次 10 克。

【药理作用】

莲子中含钙量丰富，钙除构成骨骼和牙齿成分外，还具有促进凝血，使某些酶活化，维持神经传导性，镇定精神，维持肌肉的伸缩性和心搏的节律，维持毛细血管的渗透压，维持体内酸碱平衡，安神养心作用。莲子含有抗鼻咽癌的氧化黄心宁树碱，对鼻咽癌有近期疗效。

【药膳验方】

1. 莲肉莲心茶

组成：莲子 15 克，莲心 2 克。

制法：将干莲子于砂盆中擦去赤皮，留心，同研为细末，与莲心混匀即成。

用法：每日 1 次，每次取 5 克，用沸水冲泡，加盖闷 10 分钟，频频饮用。

功效:补中强志、清心安神。

主治:常食可治疗多梦、失眠、记忆衰退、神疲乏力等。

2. 莲子茯苓糕

组成:新鲜莲子150克,茯苓50克,麦冬50克,桂花30克,白糖200克,红糖100克,面粉1000克。

制法:将莲子、茯苓、麦冬拣净,共研成细粉;面和好,调入白糖、红糖、桂花和莲茯麦冬粉,做成糕点(或用模具压制而成),入屉蒸熟后即可。

用法:当糕点或小吃,早晚各适量随餐食用,也可餐前或餐后食用。

功效:健脾养胃。

主治:脾胃虚弱所致的不思饮食、久泻、便溏、面色萎黄等。

3. 冰冻莲茸

组成:新鲜莲子300克,白糖100克,琼脂30克,柏子仁20克,芝麻、香精各适量。

制法:将莲子洗净,用开水浸泡发软,剥去皮,捅出心,放容器内加入清水,上笼用旺火蒸烂,取出制成莲蓉。将芝麻炒熟擀碎。将琼脂用水泡软、洗净沥水。炒锅上火,添入清水,用中火烧开后,放入莲蓉、琼脂、白糖,转小火熬成稠糊状(要不停地搅动,防止粘锅),滴入香精搅匀,端离火口,晾凉后放入冰箱,凝结后取出,切成块放入盘中,撒上柏子仁、芝麻粉即成。

用法:当菜佐餐,随意食用。

功效:健脾养胃,滋补肝肾,宁心安神。

主治:脾肾亏虚证及心肾不足证所致的食欲缺乏、食之无味、面色少华、心悸气促、失眠健忘等。

4. 莲子银耳粥

组成:新鲜莲子、银耳各 25 克,山药 15 克,粳米、小米各 30 克。

制法:将莲子、山药、银耳与粳米、小米分别洗净,一同入锅,加水适量,共煮为粥。

用法:早晚餐食用,每日 1 剂。

功效:健脾止泻。

主治:脾虚泄泻,食欲缺乏,消化不良,体弱乏力等。

5. 莲子鸡丁

组成:新鲜莲子 60 克,净鸡脯肉 250 克,香菇 10 克,火腿肉 10 克,蛋清、淀粉、调料各适量。

制法:将鸡脯肉切丁,用蛋清、淀粉拌匀。香菇泡软,同火腿肉切成小菱形块。莲子去心,蒸熟备用。先将鸡丁在油锅中煸至七成熟,沥去油,加入莲子、香菇、火腿及适量调料,翻炒几下出锅即成。

用法:分数次佐餐食。

功效:健脾补肾,益智延年。

主治:脾气不足证及肾精亏虚证所致的眩晕健忘,沉默寡言,记忆减退,食少纳呆,气短懒言等。

6. 莲子乌参鸽蛋

组成:莲子 50 克,水发乌参 2 只,鸽蛋 12 个,精盐、黄酒、味精、胡椒粉、酱油、熟猪油、植物油、鸡汤、生姜、葱、干淀粉、湿淀粉各适量。

制法:将乌参内壁膜除去,用沸水烫两遍,冲洗干净,再用尖刀在腹壁剞成菱形花刀。鸽蛋凉水时下锅,用小火煮熟捞出,放入凉水内,剥去壳,放碗内。葱白切成段。生姜洗净,刮去皮,拍破。花生油入锅烧沸,将鸽蛋滚满干淀粉,放入油锅内炸至黄色时捞出。将锅烧热,放入熟猪油,油沸后,下葱、生姜煸炒,随后倒入鸡汤,煮一下捞去生姜、葱,加入莲子、乌参、酱油、黄酒、胡椒粉,烧沸后打去浮沫,移小火约40分钟,加入鸽蛋,再煨10分钟,把乌参取出,摆入盘中,莲子、鸽蛋围在周围,汁内加入味精,调好味,用湿淀粉勾芡,再淋沸猪油,把汁浇在乌参、莲子和鸽蛋上即成。

用法:佐餐食用。

功效:滋肾润肺,补肝明目。

主治:精血亏损,勃起功能障碍,遗精等。

7. 赤豆苡仁粥

组成:赤豆30克,薏苡仁50克,莲子15克,白糖适量。

制法:将赤豆、薏苡仁、莲子洗净,同入锅中,用大火煮沸,改用小火煮成稠粥,调入白糖即成。

用法:早晚分食。

功效:健脾助运,利湿止泻。

主治:脾虚湿热证所致的面浮乏力,四肢水肿。

8. 健脾止泻饭

组成:芡实15克,山药12克,茯苓10克,莲子15克,薏苡仁20克,白扁豆15克,党参10克,白术8克,粳米200克,红糖适量。

制法:将山药、茯苓切成粒状。党参、白术切片熬成汁。芡实、莲子、薏苡仁、白扁豆洗净,放入锅内煮熟。将粳米淘洗干净,与熟芡实、莲子、薏苡仁、白扁豆同置锅内,加入药汁,放入红糖和适量的水,上笼蒸40～50分钟即成。

用法：当主食，随意食用。

功效：益气健脾，化湿止泻。

主治：脾虚湿热证所致的神疲便溏，食欲缺乏。

【应用注意】

莲子不可多吃，以免影响脾胃引起腹胀。

莲子涩肠止泻，大便燥结者勿用，特别是年老体弱者，因阴虚内热，肠枯血燥引起的大便燥结，不应使用收涩伤阴之品。

外邪犯肺，有发热咳嗽时不宜服用莲子。

【保存方法】

莲子存放时要注意防潮、防虫蛀。存放前应确保身干、无虫蛀，用食品塑料袋密封放在室内阴凉、干燥处保存。霉暑季节应注意翻检，有条件的放入冰箱中存放效果更好。量大时，可放在密封的缸、坛内，下铺生石灰包或干燥黄沙，也可保质。

十、"长生不老草"——灵芝

灵芝为多孔菌科真菌灵芝、紫芝等的子实体。有"长生不老仙草"的美称。

【趣闻传说】

在古代，灵芝的作用被神化，乃至备受崇拜，成为吉祥、长寿的象征。自古以来，多少帝王将相为之倾倒，千方百计觅此宝药,以至演绎出种种悲欢离合、跌宕起伏的故事。最为惊心动魄的传说当数秦始皇派徐福东渡寻宝。相传在东海蓬莱仙岛有一神草,谁服用它,谁就能长生不老。但一般人寻觅不到,只有不畏艰险,真心求仙,奉献童男贞女者才能获得。秦始皇为独享此宝,永固霸业,不惜征用数千童男童女,由徐福监造高大华丽的海船,跨海东渡,冒险取宝,结果,数千人一去不返,造成了多少人间悲剧。麻姑献寿故事也是人们所熟悉的。麻姑是传说中的仙女,有掷米成珠的本领。每年三月三日,天宫中蟠桃成熟之时,王母娘娘都要在瑶池大摆寿宴,会聚天下仙人,各方神仙趁此时大显神通,向王母奉献最精美的贺礼。麻姑便取来仙山上的灵芝,用天上绛珠河的仙水酿制美酒为王母祝寿,此仙酒不仅口感甘美,而且有长生不老、事事如意之效。

【性味归经】

性平,味甘,归心、肺、肝、肾经。

【功效主治】

益气健脾:用于气虚所致的神疲乏力、食欲缺乏、少气懒言等。

养血安神:用于气血两虚、心神失养所致的面色萎黄、心悸、失眠、健忘等。

【使用方法】

煎服:单味文火慢煎,或者同其他药味一同煎服,一般用量为 10～15 克。

研末:将灵芝研成细粉状,一般用量为 2～6 克。

药膳:可入菜肴,与其他食材如鱼、鸭等炖服,或者研粉与粳米同煮为粥。

泡酒:灵芝浸入适量优质白酒中,浸泡数月后饮酒。

泡茶:将灵芝切成饮片,一般取 5～10 克,置杯中,冲入沸水,加盖后闷约 10 分钟即可饮用,可重复冲服几次至无味止。

丸散剂:灵芝烘干研末与其他药味混合加工制成丸散剂。

【药理作用】

灵芝具有免疫调节、降糖、降脂、抗氧化、抗衰老、抗肿瘤、保护肝功能、镇静、抗惊厥、强心、抗心律失常、降压、镇咳平喘作用;此外,还有抗凝血、抑制血小板聚集及抗过敏等作用。

【药膳验方】

1. 灵芝甜牛奶

组成:灵芝粉 5 克,牛奶 250 毫升,白糖 10 克。

制法:将牛奶倒入锅中,煮沸,加灵芝粉、白糖拌匀即成。

用法:睡前 30 分钟服用,每日 1 剂。

功效:补益心脾,宁心安神。

主治:失眠症,对伴有头晕心悸者尤为适宜。

2. 灵芝茶

组成:灵芝 10 克。

制法:将灵芝洗净,晒干或烘干,切成饮片,放入有盖杯中,用滚开水冲泡,加盖焖 15 分钟即可饮用,一般可冲泡 3～5 次。亦可入锅,加水适量,中火煎煮 30 分钟,取汁饮用。

用法:代茶,频频饮用。

功效:益气健脾,养血安神。

主治:气血两虚、心神失养所致的神疲乏力,食欲缺乏,少气懒言,面色萎黄,心悸,失眠,健忘等。

3. 灵芝花生粥

组成:灵芝 15 克,花生仁 50 克,粳米 100 克,精盐适量。

制法:灵芝用清水洗净,切成小块;花生仁、粳米洗净。锅内加清水 1000 毫升,下粳米、灵芝、花生仁,大火烧沸,小火煮烂,表面浮现粥油时,下精盐调味即成。

用法:当主食食用,每日 1 剂。

功效:补气养血,健脾养心。

主治:面色萎黄,容颜憔悴,皮肤衰老等,对兼有免疫功能低下、动脉粥样硬化者尤为适宜。

4. 灵芝牛肉干

组成:灵芝粉 10 克,牛肉 500 克,八角、茴香、桂皮、花椒、豆蔻、砂仁、葱花、姜末、黄酒、精盐、味精、酱油、红糖各适量。

制法:将牛肉洗净,切成 3 厘米宽、1 厘米厚、6 厘米长的肉条,与灵芝粉同入锅中,加入八角、茴香、桂皮、花椒、豆蔻、砂仁、葱花、姜末、黄酒、精盐、味精、酱油、红糖,加清水后先用大火煮沸,再改用小火煨煮至牛肉九成熟烂、汤汁浓稠,捞出牛肉,晾片刻,上炉烤干即成。

用法:每日 2 次,每次 30 克,缓缓嚼食。

功效：双补阴阳，健脾强心。

主治：阴阳两虚所致的倦怠乏力，头晕目眩，食欲缺乏，心悸胸闷等。

5. 灵芝爆猪心

组成：灵芝 15 克，猪心 500 克，精盐、味精、白糖、葱段、生姜片、花椒、麻油、卤汁各适量。

制法：将灵芝洗净，加适量清水，用中火煎熬 50 分钟，滤取汁液 2 次，合并。猪心剖开，剥去白色筋膜，挤净血污，清水冲洗干净，放入锅中，加入灵芝汁、葱段、生姜片、花椒，用中火炖煮至半熟时捞起冷却。将冷却后的猪心放入锅中，倒入卤汁，没过猪心，用小火炖煮，待猪心煮熟后捞起，除去浮沫。取适量卤汁，放入精盐、味精、白糖、麻油，加热熬成浓汁，涂在猪心内外即成。

用法：当菜佐餐，随意食用。

功效：补益气血，宁心安神。

主治：失眠心悸。

6. 灵芝海参

组成：灵芝粉 20 克，水发海参 500 克，青菜 20 克，冬笋片 5 克，生姜 2 克，葱段 2 克，猪油 5 克，精盐 1 克，鸡油 2克，味精、胡椒粉、湿淀粉、黄酒各适量。

制法：将海参用温热水洗净，泡 6 小时，放入锅中，加水用微火煮软，换水用小刀刮去表面黑沙，剖开腹，抠去肠，洗净，用开水微火煮焖软，泡入清水漂起，片成片状。灵芝粉煎取汁液少许，去沉淀。放入生姜、葱、海参、灵芝汁、冬笋片、黄酒、胡椒粉、味精、精盐，用小火烧入味，放入青菜推转，用湿淀粉勾芡，将汁收浓，淋上鸡油，起锅装盘即成。

用法：当菜佐餐，随意食用。

功效：补益肝肾，聪耳安神。

主治：肝肾阴虚型失眠，心悸，乏力。

7. 灵芝甲鱼

组成：灵芝 10 克，甲鱼 1 只（重约 1000 克），黄酒、精盐、味精、葱段、生姜片、鲜汤各适量。

制法：将甲鱼放沸水锅中烫死，剁去头爪，揭去硬壳，掏出内脏洗净，切成 1 厘米见方的块，同洗净灵芝小块、黄酒、精盐、味精、葱段、生姜片、鲜汤一起放入蒸碗内，上笼蒸 2 小时即成。

用法：当菜佐餐，随意食用。

功效：滋阴补肾，养心安神。

主治：肝肾阴虚型失眠症，对伴有心悸盗汗者尤为适宜。

8. 灵芝煲乌龟

组成：灵芝 20 克，乌龟 1 只，大枣 20 个，蜂蜜 5 克，猪瘦肉 100 克，味精适量。

制法：将乌龟放锅内，清水煮沸，捞出，宰杀，去内脏，切块，略炒，然后与大枣、灵芝、猪瘦肉一起放于砂锅内煲汤，直至乌龟内烂熟为止。食用时加蜂蜜、味精。

用法：当菜佐餐，随意食用。

功效：滋阴补肾，补血安神。

主治：肝肾阴虚型失眠心悸。

【应用注意】

实证慎服。

【保存方法】

保存于清洁、干燥、密封器皿中,防潮、防霉变、防虫蛀。

十一、清补利湿上品——薏苡仁

薏苡仁为禾本科植物薏米的干燥成熟种仁。因其性凉而不伤胃,益脾而不滋腻,是一味清补利湿之妙品,对久病体虚者更为适宜,因其药性平和,效力缓发,须多服久服方显其防病治病的功效。

【趣闻传说】

东汉时期,马援被任命为伏波将军,率领部队讨伐叛乱。队伍到了广西境内,因气候炎热,许多将士染上了水肿、脚气、吐泻等病症。马援将军急得不知所措时,有人教他命令将士服食当地盛产的薏苡仁。众将士服用一周后,奇迹出现了,疫情一下子得到了控制,将士全部恢复健康。自此士气大振,一举平定了叛乱,出色地完成了战斗任务。

【性味归经】

性凉,味甘、淡,归脾、胃、肺经。

【功效主治】

补气健脾:适用于神疲乏力、食欲缺乏、面色少华、少气懒言等。

利水渗湿:适用于水肿脚气、淋浊、白带量多质稀等。

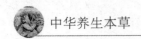

清热排脓:适用于肺痿、肠痈、痈疡破溃、脓出不畅等。

除痹止泻:适用于泄泻、湿痹、筋脉拘挛、屈伸不利等。

【使用方法】

生用或炒用:熟薏苡仁是取拣净的薏苡仁置锅内用文火炒至微黄色,取出放凉即可,或用麸皮同炒亦可。薏苡仁生用偏于清热利湿,炒用可健脾止泻。

煎服:薏苡仁同其他药配伍使用,一般量为10～50克。

药膳:可入菜肴食用,与其他食材如乌鱼、鲫鱼等煲汤,或者与粳米、大豆等同煮成粥,长期食用则补气健脾效果更佳。

泡茶:每日取薏苡仁10～20克,用沸水冲泡,加盖闷数分钟,趁热温服。

【药理作用】

薏苡仁是禾本科植物中是最富滋养、易于消化的谷物。所含的蛋白质、脂肪均较粳米多。薏苡仁的抗癌有效成分为"薏苡仁脂""薏苡仁内脂"两种。薏苡仁脂能抑制艾氏腹水癌细胞的生长。薏苡仁能增加激素调节功能和促进免疫系统和酶系统功能,对细胞免疫、体液免疫有促进作用。此外,薏苡仁还具有降血糖、降血压、诱发排卵的作用。

【药膳验方】

1. 薏苡仁山药粥

组成:薏苡仁、怀山药各30克,大枣20枚。

制法:将薏苡仁、怀山药、大枣一同放入锅煮粥。

用法:早晚餐食用,每日 1 剂,连用 4～5 剂。

功效:健脾益肾利尿。

主治:脾肾气虚证所致的神疲乏力,少气懒言,水肿,遗精滑泄,小便清长等。

2. 冬瓜薏苡仁粥

组成:冬瓜(连皮)500 克,薏苡仁 100 克,精盐适量。

制法:将薏苡仁用清水浸泡 20 分钟;冬瓜洗净,连皮切成块状,同放砂锅内,加清水适量,煮至薏苡仁熟烂,加入精盐,拌匀即成。

用法:上下午分食。

功效:清热解毒,健脾祛瘀。

主治:单纯性肥胖症、脂肪肝、血脂异常、冠心病、高血压病、糖尿病等。

3. 麦麸薏苡仁莲枣羹

组成:麦麸、薏苡仁各 50 克,莲子 20 克,大枣 12 枚。

制法:将麦麸放入炒锅内,微火反复炒香,研成细末。将薏苡仁、莲子、大枣用冷开水浸泡片刻,大枣去核后,3 味同入锅,加水适量,先用大火煮沸,改小火煮莲子熟烂,薏苡仁、大枣呈羹糊状,调入麦麸末,搅拌均匀即成。

用法:早晚餐分食。

功效:补气养血,健脾养胃。

主治:动脉硬化、冠心病、慢性肠炎、神疲乏力、食欲缺乏等。

4. 薏苡仁海带蛋汤

组成:薏苡仁 20 克,海带 20 克,鸡蛋 2 个,植物油、精盐、味精、胡椒粉各适量。

制法:将海带洗净切条,与洗净的薏苡仁一同放入高压锅内,加水炖至极烂,炒锅上旺火,放油烧热,将打匀的鸡蛋炒熟,立即将海带、薏苡仁连汤倒入,加精盐、胡椒粉适量,炖煮片刻,起锅时加味精即成。

用法:佐餐食用。

功效:降脂降压,利湿软坚。

主治:血脂异常、高血压病、单纯性肥胖症、动脉硬化、冠心病、脂肪肝、水肿等。

5. 薏苡仁鲫鱼汤

组成:薏苡仁 30 克,冬瓜皮(鲜品)50 克,活鲫鱼 1 条(约 150 克)。

制法:鲫鱼剖杀去鳃、鳞及内脏,洗净,腹中填入淘洗净的薏苡仁,用细线扎一下,备用。冬瓜皮洗净,切成碎小块,放入纱布袋,扎紧袋口,放入砂锅,加水适量,大火煮沸,放入鲫鱼,煮沸后改用小火煨煮 1 小时,待鲫鱼酥烂,取出冬瓜皮袋即成。

用法:当菜佐餐,当日吃完。

功效:健脾益肾,利尿消肿。

主治:各种急、慢性肾炎引起的水肿,对急性肾小球肾炎所致的水肿尤为适宜。

【应用注意】

津液不足者忌用。

薏苡仁性较滑利,孕妇慎用。

【保存方法】

薏苡仁夏季极易生虫。生虫时常数粒或数十粒粘成一团,蔓延十分迅速。所以贮存期间应注意常检查,经常翻晒。

十二、大自然的恩赐物——蜂蜜

蜂蜜为蜜蜂科昆虫中华蜜蜂或意大利蜂所酿的蜜。蜂蜜是中医传统的补气药物,多种配方中,尤其是膏滋方中为必用之品,也早已成为广泛供应的营养食品,同时也是烹饪中所用的一种甜味调料,广泛应用于制作糕点和一些风味菜肴。

【趣闻传说】

早在我国周朝时,蜂蜜就曾作为珍贵的国礼献于周武王。古代诗人郭璞在其佳作《蜜赋》中形容蜂蜜道:"散仙甘露,凝如割脂,冰鲜如润,髓滑兰香,穷味之美,极甜之长,百果须以谐和,灵娥御以艳颜。"在印度的多则神话传说中,蜂蜜也是被赞誉的物品,传说它能保持美女的青春,令人心情永久愉快。在埃及金字塔上刻写的象形文字中,就记载着蜂蜜的食用和医疗用法。古埃及人还用蜂蜜涂抹尸体以防腐烂。

【性味归经】

性平,味甘,归肺、脾、大肠经。

【来源与种类】

花蜜来源于植物的韧皮部、木质部,经植物花内蜜腺转化、分泌而成。植物花内蜜腺大多位于雄蕊、雌蕊、花柱、花萼的基部或花托、花盘上等，是蜜蜂采集的主要对象。我们通常所说的蜂蜜，主要是以这种花蜜酿造成的。

蜜露是植物外蜜腺分泌的甜汁液。花外蜜腺在双子叶植物中较为常见，多位于植物的叶柄、叶脉、叶面、叶背、叶缘或托叶等处。花外蜜腺分泌的蜜露，同花内蜜腺分泌的花蜜一样，对蜜蜂生活和养蜂生产具有重要的价值。

甘露是寄生在松树、柳树、椴树及高粱、玉米等枝叶上的蚜虫、介壳虫、叶蝉、木虱等昆虫，在采食这些植物汁液后，排泄出来一种含糖的甜汁。当外界蜜源缺乏时，蜜蜂就会采集甘露，并以这种甘露酿造成蜂蜜，又称甘露蜜。

蜜蜂采蜜时，通过一根柔软多节、生满细毛、前端有唇瓣的长吻，将蜜汁吸入它体内的蜜囊内。这个蜜囊如同能够伸缩的气球，是临时贮存蜜汁的仓库。平时蜜囊的容积只有 13～16 立方毫米，吸满蜜汁后可以扩大 5～6 倍。蜜蜂将蜜囊装满后，飞回自己的蜂巢，将蜜汁吐给内勤蜂，再由内勤蜂加工酿造。蜜蜂采集的无论是花蜜、蜜露，还是甘露，都需要经过它们充分地加工酿造，才能转化为成熟蜂蜜。外勤蜂在采集时，就将蜜中混入含有转化酶的唾液；内勤蜂从采集蜂接受蜜汁后，继续混入唾液反复酿造。同时，蜜蜂通过扇风、蒸发水分，促使蜜汁浓缩，使含水量由原来的 40％以上降至 18％左右，形成高浓度的蜜液，可以抑制各种微生物的生长；并通过腺体分泌转化酶的混入，促使蔗糖转化为葡萄糖和果糖，降低蔗糖的含量。蜜蜂将稀薄的蜜汁酿造成成熟的蜂蜜，通常需要 5～7 天的时间。

蜂蜜如果按蜜蜂采集利用的蜜粉源植物的种类来划分，有单一花种蜜、杂花蜜。蜜蜂采集的单一蜜粉源植物酿造的蜜极为单一花种蜜,如槐花蜜、油菜花蜜、椴树蜜、向日葵蜜等。此外,在多种蜜粉源植物同期开花的时候,蜜蜂采集酿造的蜜,称为杂花蜜。从营养价值的角度上讲,杂花蜜优于单一花种蜜。

蜂蜜如果按生产方式来划分,有分离蜜、压榨蜜和巢蜜。分离蜜是现代养蜂生产获得的蜂蜜,通常所说的蜂蜜,指的都是分离蜜。压榨蜜是旧法养蜂和采捕野生蜂蜜所获得的蜂蜜。巢蜜是不经分离的原巢带原蜜直接食用的天然产品,具有蜜味香浓、水分和金属含量低、营养价值高等特点。

蜂蜜如果按物理状态来划分,有液态蜜、结晶蜜。液态蜜就是蜂蜜从蜂巢中分离出来,始终保持着透明或半透明状黏稠液体。然而,多数品种的蜂蜜,放置一段时间后,尤其在气温低的时候,逐渐形成结晶状态,这样的蜂蜜,称为结晶蜜。结晶是由于蜂蜜中所含的葡萄糖具有容易结晶的特性,所以结晶蜂蜜并没有降低其营养价值和天然食品的本性,是纯粹的物理现象。

除此之外,蜂蜜按生产季节和色泽等,还可以分为秋蜜、冬蜜、浅琥珀蜜和深琥珀蜜等。

【功效主治】

补中缓急:用于中虚脘腹疼痛,症见腹痛喜按、空腹痛甚、食后稍安,临床常用于胃痛、胃及十二指肠溃疡等。

润燥通便:用于津伤所致的久咳、咽燥少痰、大便干结难解等。

缓和药性:蜂蜜与乌头类药物同煎可降低其毒性。

【使用方法】

调料:蜂蜜在烹调中多用于甜味菜点,也可用于咸味菜点,可起到矫味、调味、增色的作用。在技法上多见于蜜汁,亦见于烧、焖、蒸、扒等烹法,或清甜脆口,或香甜味鲜,各具特色。

口服:可将蜂蜜直接送入口中咽下,亦可将蜂蜜作为甜味剂和营养品,把蜂蜜直接抹在面包、馒头等食品上,或用温开水(凉开水亦可)、牛奶、豆浆等调和服用,也可调入其他饮料中饮用。每日最好定时、定量,一般早晚各服1次,每次20～30克。

外用:将蜂蜜涂于烫伤部位,可以缓解疼痛并可以防止伤口感染。

【药理作用】

成熟的蜂蜜具有抗菌作用,这与其具有高渗透压、弱酸性和所含的溶菌酶、苯甲酸衍生物、黄酮类化合物、挥发性成分,以及葡萄糖氧化酶与葡萄糖酸作用后产生的活性氧等有关。

蜂蜜是人类古老而传统的医疗保健品,在历代文献中都有记载。《神农本草经》将蜂蜜列为药品中的上品,认为"蜂蜜味甘、平,主心腹邪气、诸惊痫痉,安五脏诸不足,益气补中、止痛解毒,除众病和百药,久服强志轻身、不饥不老。"《本草纲目》亦有详细描述:"蜂蜜,其入药之功有五:亲热也,补中也,解毒也,润燥也,止痛也。生则性凉,故能清热;熟则性温,故能补中;甘而和平,故能解毒;柔而濡泽,故能润燥;缓可去急,故能止心腹、肌肉、疮疡之痛;和可以致中,故能调和百药而与甘草同功。"

在前人对蜂蜜的研究基础上,经现代医药学研究表明,蜂蜜作为天然的药品和食品,具有广泛的营养、保健滋补功能。主要功能概况如下。

1. 抗菌消炎

未经任何处理的天然成熟蜂蜜,对多种细菌有很强的抑杀作用。研究表明,蜂蜜抑菌、杀菌作用与蜂蜜的浓度有关,与蜜种无关。蜂蜜低浓度具有抑菌作用,高浓度具有杀菌作用。

2. 促进组织再生,收敛止痛

蜂蜜能够加速创伤组织的再生,对各种缓慢性愈合的溃疡都有加速肉芽组织生长的作用,并有吸湿、收敛及止痛等多种功能。因此,可以应用蜂蜜涂敷外科疾病创面,减少渗出量,控制感染,减轻疼痛,促进创面愈合,缩短治疗时间。

3. 强心造血,调节血压、血糖

蜂蜜中葡萄糖能直接被机体吸收,营养心肌,提高心肌的代谢功能,扩张冠状动脉,改善心肌供血,可以使人体中的红细胞及血红蛋白含量升高,促进造血功能。经常服用蜂蜜能使血压保持平衡,降低血糖和血脂水平,提高血中的高密度脂蛋白水平,增加血红蛋白数量。

4. 调节神经,改善睡眠

蜂蜜中的营养成分能够滋补神经组织,调节神经系统功能,改善睡眠,安神益智,增强记忆力。

5. 润肺肠,补肾益脾,解毒保肝

蜂蜜能保护胃肠黏膜,减少对黏膜刺激,降低神经系统兴奋性,使胃痛和胃灼感消失,改善消化功能。蜂蜜能够调节胃酸分泌过多或过少,使胃酸正常化。蜂蜜可以增进肝糖原的贮存,使肝过滤解毒作用加强,从而增加机体对传染病的抵抗能力。蜂蜜还具有祛痰、止咳的功能。

6. 护肤美容

蜂蜜涂抹肌肤,能够濡养毛孔、润泽肌肤,使肌肤细腻光滑,增强皮肤功能,舒展面部皱纹,防止皱纹产生或增多,改善肤色。除此之外,蜂蜜还能生发乌发。

7. 养生抗衰,强身延年

蜂蜜能够维持人体正常的新陈代谢,老年人常食蜂蜜可以延缓衰老,健脑增寿。脑力劳动者久服蜂蜜能够增强记忆力,精力充沛。运动员及体力劳动者久服可增强体质,提高耐力,消除疲劳。

【药膳验方】

1. 蜂蜜牛奶

组成:蜂蜜 30 克,牛奶 250 毫升。

制法:先将牛奶置锅中煮熟,趁温兑入蜂蜜,拌匀即成。

用法:随早餐一道食用。

功效:增强免疫力,养颜润肺,润肠通便。

主治:面容憔悴,皮肤干燥,大便干结,精神萎靡。

2. 鲜蜂王浆

组成:新鲜蜂王浆 100 克,蜂蜜 200 克。

制法:将蜂王浆与蜂蜜混合,搅匀。

用法:每次 1 小汤匙(约 10 毫升),早晚各一次,连服1~2 个月。

功效:增强免疫力,延缓衰老,调节神经,降低血压,增进食欲,润肠通便。

主治:长期疲劳,容易感冒,早衰,食欲缺乏,大便干结。

3. 蜂胶酊

组成:蜂胶 10 克,白酒 100 毫升,蜂蜜适量。

制法:将蜂胶浸泡于白酒中,每天摇动 3 次,3 天后取上清液用 6 层纱布过滤,即成蜂胶酊。用时取蜂胶酊 10 滴,加入适量温开水和蜂蜜,搅匀即可。

用法:内服,每日 3 次。

功效:增强免疫力。

主治:长期脑力、体力疲劳,容易感冒。

4. 蜂蜜黑豆浆

组成:蜂蜜 30 克,黑豆 50 克。

制法:将黑豆倒入淘箩中,用水漂去浮豆、破豆、虫蛀豆及霉豆,去泥沙、杂质,放入容器中,注入水浸泡,待黑豆吸水涨胖后放入家用捣搅机中,加适量水,搅打出浆汁,用纱布过滤,滤尽豆汁后,把盛有豆渣的布袋浸入水中捏搓,使黑豆中的可溶物和分散为胶体的蛋白质尽可以能溶于水中,将 2 次获得的豆汁倒入锅中,用大火烧至沸腾,离火稍凉,加入蜂蜜即成。

用法:随早餐食用。

功效:保护肝肾,润肤防皱,延缓衰老。

主治:头晕目眩,腰膝酸软,皮肤干燥,早衰。

5. 珍珠益颜茶

组成:珍珠粉 1 克,绿茶 3 克,蜂花粉 1 克。

制法:将珍珠加工成极细粉末;将茶叶装入绢制药袋

中,扎口,与珍珠粉同入有盖杯中,用沸水冲泡,加盖闷15分钟,加入蜂花粉即可。

用法:当茶,频频饮服,一般可冲泡3～5次。每隔5日,继续此法饮茶。

功效:养颜美容,养血安神。

主治:毛发及皮肤失润,早衰,失眠。

6. 复合蔬菜汁

组成:黄瓜200克,胡萝卜200克,番茄200克,蜂蜜30克。

制法:将黄瓜、胡萝卜、番茄分别洗净,切片,一同放入家用榨汁机内,榨成汁,加入凉开水200毫升,继续搅打数秒钟,取汁后调入蜂蜜即成。

用法:早晚分食。

功效:瘦身减肥,护肤美容,降火明目。

主治:单纯性肥胖,皮肤失润,眼睛干涩。

7. 槐花茶

组成:干槐花10克(或鲜槐花15克),蜂蜜20克。

制法:将槐花放入有盖杯中,用滚开水冲泡,闷10分钟后,放至微温调入蜂蜜即成。

用法:代茶,频频饮用,可连续。

功效:软化血管,清肝明目,凉血止血,美容益寿。

主治:血管硬化,两目干涩,血压增高。

8. 高粱糕

组成:高粱粉500克,面粉300克,大枣50克,蜂蜜200克,发酵粉适量。

制法:将高粱粉、面粉、蜂蜜、发酵粉混合后,加入适量温水和成面团，发酵。大枣洗净，一切两半去核，备用。将发酵好的面团制成大块，上面插入大枣，放入蒸笼内蒸至香熟，取出切成小块。

用法：当点心食用。

功效：降低血脂，瘦身减肥，延缓衰老，健脾养胃。

主治：血脂增高，单纯性肥胖，早衰。

【应用注意】

蜂蜜因能助湿，令人中满，且可滑肠。因此有湿热痰滞，胸闷不宽，便溏或泄泻者忌服。

蜂蜜忌煮沸，忌用沸水冲泡，以免破坏其中的营养成分。

【保存方法】

蜂蜜容易吸收异味、吸湿及发酵，如果贮藏不当，极易变质。不成熟的蜂蜜含水量大，最适宜酵母菌繁殖，易变酸，不利于贮存。成熟优质的蜂蜜水分含量较低，容易保存。蜂蜜是弱酸性液体，接触金属会起氧化作用，所以存放蜂蜜的容器最好用玻璃或陶瓷器皿。用无毒塑料瓶保存蜂蜜的时间不能过长。装入容器的蜂蜜应放在清洁、阴凉、通风、干燥的地方，最好放冰箱的冷藏室内。每次取用后，要将容器盖好，以防污染。

十三、"甜草"——甘草

甘草为豆科多年生草本植物甘草、胀果甘草或光果甘草的干燥根茎和根茎。甘草中甘草酸的含量在 10% 左右，还有甘露醇、葡萄糖等多种成分。由于甘草酸的甜度高于蔗糖 50 倍,甘草真是名副其实的"甜草"。

【趣闻传说】

在"中药圣地"禹州,有一颇具盛名的中药店,对门住着一户人家,老两口很穷,节俭下来的钱让儿子外出学医。有一天,儿子回来看望父母,见中药铺掌柜脸色发青,便走过去对掌柜说:"大伯,你脸色不好,赶快治病吧。"老掌柜见小伙子稚嫩,竟不予理睬。第二天,药店掌柜果然病倒,卧床不起。尽管他开药铺,子女是名医,就是不能使他的病情好转。掌柜记起对门那位好心的小伙子,赶忙让子女携大礼去请他。年轻人诊过老掌柜的脉后,处方甘草 150 克,水煎服;第二天,把药量加大到 250 克,第三天加到 500 克,仅 3 剂不同剂量的甘草,就治好了老掌柜的病。老掌柜既感激,又惊异,要年轻人讲述其中的奥秘。年轻人告诉他说:"大伯,你的药名扬四海,主要是药物炮制的好,每炮制一种药,你都要亲自动手,还亲口去尝。时间一久,就中了百药之毒。而甘草能解百药之毒,所以你的病非用甘草不可。"一番话讲得老掌柜连连点头,称赞不已。我国南朝梁代陶弘景称甘草为"众药之王",并誉甘草为"国老"。他说:"国老既帝师之称,虽非君而为君所宗,是以能安和草石而解诸毒。"甄权说,诸药中"甘草为君,治七十二种乳石毒,解一千二百般草木毒,调和众药有功,故有国老之号。"

【性味归经】

性平,味甘,归心、肺、脾、胃经。

【功效主治】

补益心脾:用于心气虚所致的心胸隐痛、面色淡白、胸闷气短、动则气喘。亦常用于妇人脏躁,症见急躁易怒、情绪起伏大。还常做辅助药,用于脾胃虚弱所致的腹胀、便溏、倦怠乏力、少气懒言等。

润肺止咳:用于久咳、干咳少痰。

缓急止痛:用于脘腹隐痛、四肢拘挛等。

缓和药性:减轻其他药味的毒副作用,调和药味。

【使用方法】

生用或炙用:生用泻心火、解毒、通淋,炙用气温,补脾胃不足。

煎服:甘草同其他药配伍使用,一般量为 3～5 克,取其补益作用时用量宜大,可用至 50 克,但大剂量时不宜长期服用。

药膳:将甘草加水适量煎取汁液,与粳米同煮成粥,长期食用则补气健脾效果更加。

泡茶:每日取生甘草 10 克,用沸水冲泡,加盖闷数分钟,趁热温服,可治疗慢性咽炎。

制剂:甘草与其他药味烘干研末制成丸散剂。

外用:将甘草和蜂蜜煎煮后涂于烫伤部位,可以缓解疼痛。

【药理作用】

甘草浸膏、甘草甜素、甘草次酸对多种动物均具有去氧皮质酮样作用,能促进钠、水潴留,排钾增加,显示盐皮质激素样作用,能增加血容量,升高血压。此外,甘草还有抗溃疡、抗炎、抗惊厥、抗肿瘤、抗艾滋病毒、抗变态反应、解毒、镇咳、镇痛、解痉、降低血胆固醇、增加胆汁分泌等药理作用。

【药膳验方】

1. 甘草茶

组成:生甘草 6 克。

制法:将甘草洗净,晒干或烘干,切成饮片,放入有盖杯中,用滚开水冲泡,加盖闷 15 分钟即可饮用,一般可冲泡 3～5 次。亦可入锅,加水适量,中火煎煮 30 分钟,取汁饮用。

用法:代茶,频频饮用。

功效:补益心脾,润肺止咳,缓急止痛。

主治:用于脾胃虚弱、气血不足、咳嗽气喘、腹中挛急作痛等。

2. 甘草蜜枣饮

组成:生甘草 6 克,蜜枣 8 枚,清水 500 毫升。

制法:将生甘草和蜜枣同入砂锅,加入清水,大火煮沸后改小火煮至汁液减半即成。

用法:吃枣饮汁。

功效:补益心脾,润肺止咳,润肠通便。

主治:脾胃虚弱,咳嗽气喘,肠燥便秘,急躁易怒等。

3. 甘麦大枣汤

组成:甘草 10 克,小麦 20 克,大枣 10 枚。

制法:上述诸药同入砂锅,加水 500 毫升,大火煮沸后改文火煎,取汁 200 毫升。

用法:上下午分服,每日 1 剂。

功效:健脾养心。

主治:妇人脏躁,喜悲伤欲哭。

4. 芍药甘草汤

组成:白芍药 15 克,炙甘草 5 克。

制法:将上述两药同入砂锅,加水 500 毫升,大火煮沸后改文火煎,取汁 200 毫升。

用法:上下午分服,每日 1 剂。

功效:缓急止痛。

主治:腿脚挛急,或脘腹疼痛。

5. 甘草蜜膏

组成:炙甘草 60 克,蜂蜜 250 克。

制法:将甘草加水适量浓煎,去渣取汁。将蜂蜜放入砂锅中,用竹筷不停地搅拌使其起泡,搅至蜂蜜泡浓密时,边搅边将甘草汁缓缓地渗入蜂蜜中,小火煎煮,搅至甘草汁和蜂蜜完全混合即成。

用法:日服 2 次,每服 15 克,亦可局部外用。

功效:润燥通便,清热解毒。

主治:内服适用于肠燥便秘、干咳等,外用治疗口疮、水火烫伤等。

【应用注意】

甘草不宜与大戟、芫花、甘遂同用。

不可与鲤鱼同食,同食会中毒。

选用炙甘草,剂量不宜过大,短期应用可达每天 5 克,较

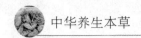

长时间运用应每天在 3 克之内。

【保存方法】

甘草较易生虫和受潮霉变。害虫大多在甘草内部蛀蚀,由外表很难观察。一旦外表出现小孔,往往其内部则已蛀蚀得比较明显,必须勤加检查。发现有虫蛀的立即拣出。切制的甘草饮片,晒干后可装入密闭容器内贮藏。蜜炙甘草宜置瓷坛内存放,但时间不宜太长,以防变质。

十四、"活化石"中药——白果

白果为银杏科植物银杏的种子,有"地球活化石"之称。

【趣闻传说】

白果在我国的食用、药用历史已有五千年之久。民间曾流传着许多动人的传说。秦始皇当年为了炫耀他的威名,曾四方出巡,到一方则树碑立传,虽然他坐的是龙车,也不免辛劳成疾。有一次,在途中患起气喘病来,大臣们请了许多医者诊治均不见效。有个叫徐市的人,原来他是专门负责为始皇帝寻仙求药的,一直未能求得,秦始皇帝对他很不满意。这次他想借机讨好皇帝,就用白果和其他果品做了一道五味俱全的百果粥送给皇帝服用,没想到秦始皇服后顿觉气喘减轻了许多,精神好多了。于是他就问徐市给他服了什么仙方,徐市就告诉皇帝,秦始皇真的就把它带回咸阳,并把白果植在了阿房宫内,可惜后来被那楚霸王一把火烧得一棵不存。在中国不仅是这位皇帝爱食白果,还有皇帝中的长寿者乾隆帝,也爱食银杏,不过他所食的银杏,已是做成蜜饯的白果,而且还用白果与冰糖、豆沙等制成果馅,然后做成爱吃的饽饽,他认为白果可降肺气、平气喘。

【性味归经】

性平,味甘、苦、涩,有小毒,归肺、肾经。

【功效主治】

敛肺止咳:用于肺气虚所致的哮喘、咳嗽、气短、气促等。

缩尿止带:用于肾气虚所致的白带量多、遗精滑泄、淋病、小便频数及清长等。

【使用方法】

煎服:白果同其他药配伍使用,一般量为10~50克。

药膳:白果除可炒食、煮食外,还可加工制成蜜饯、罐头、饮料等,如将白果盐水烹炒,糖水煮熟,略加桂花糖渍,或配成八宝饭等甜食。白果还可制成各种色香味形俱全的佳珍美馔。

【药理作用】

白果能抑制结核杆菌的生长,对多种体外细菌及皮肤真菌有不同程度的抑制作用,可防止或减低老年痴呆症,适量进食白果,能保护神经细胞,防止或减低痴呆症的发生。此外,白果还具有免疫抑制、抗过敏、抗衰老、减轻缺血症状、收敛等作用。生白果有毒,多食可出现呕吐、腹痛、腹泻、抽搐、烦躁不安等症状,亦可引起末梢感觉障碍,下肢弛缓性瘫痪。白果外皮浆液可引起接触性皮炎,口服后产生强烈胃肠刺激症状。白果酸和银杏毒素有溶血作用,银杏毒素经皮肤吸收,通过肠与肾排泄,可引起胃肠炎、肾炎。

【药膳验方】

1. 白果粥

组成:白果 10 克,粳米 100 克。

制法:将白果去壳取仁去心捣碎,与淘洗干净的粳米同入锅中,加水适量,煮成稀稠粥。

用法:日服 1 剂,分数次食用。

功效:止咳平喘,固肾补肺。

主治:肺肾气虚所致的肺结核、久咳(咳嗽痰稠不利者不宜服用)、遗精滑泄、淋病、小便频数等。

2. 白果山药散

组成:白果仁、怀山药各 200 克。

制法:上述两味焙干,研成细粉,混合。

用法:每服 10 克,米汤或温开水调服,每日 3 次。

功效:健脾固肾。

主治:慢性淋浊、妇女带下及晕眩等。

3. 白果鸡丁

组成:嫩鸡肉 500～1000 克,白果 200 克,鸡蛋清 50 克,精盐、白糖、黄酒、味精、淀粉、麻油、葱段各适量,猪油 500克,鲜汤 50 毫升。

制法:白果去壳,下热油锅内爆至六成熟时捞出,剥去薄衣,洗净待用。将鸡肉切成 1.2 厘米见方的肉丁,放入碗内,加蛋清、精盐、淀粉拌和上浆。烧热锅,放猪油,烧到油六成热时,将鸡丁入锅炒散,再放白果炒匀,炒至鸡熟后,捞出沥去油。原锅内留猪油 25 克,放葱段开锅,随即烹黄酒,加汤、精盐、味精、鸡丁、白糖,翻炒几下,用湿淀粉勾芡,推匀后淋上麻油,再翻炒几下,起锅装盘即成。

用法:佐餐食用。

功效:敛肺定喘,止浊止带,止咳化痰。

主治:肺肾气虚所致的哮喘、咳嗽、白带、白浊、遗精、淋病、小便频数等。

4. 白果莲子乌骨鸡

组成:白果仁 50 克,莲子肉 50 克,糯米 100 克,净乌骨鸡 1 只,黄酒、精盐各适量。

制法:将白果仁放入沸水锅内略煮后取出。糯米淘洗干净。乌骨鸡去内脏,斩去鸡爪,装入白果仁、莲子肉、糯米,封好口;取砂锅,内放竹垫,上放乌骨鸡,然后加入清水以没过鸡为度,再加入黄酒,用旺火煮沸后,改用小火炖至鸡熟烂,去竹垫,加入少许精盐,略焖即成。

用法:当菜佐餐,随意食用。

功效:滋阴养血,驻颜美容。

主治:贫血、营养不良、疲劳乏力、食少便溏、面黄无华等。

5. 白果黄豆鲫鱼汤

组成:鲫鱼 250 克,白果 12 克,黄豆 30 克,生姜 4 片。

制法:白果去壳,生姜、黄豆洗净,用清水浸 1 小时;鲫鱼活剖,去鳞、鳃、肠脏,洗净。把全部用料放入锅,加清水适量,大火煮沸后,改小火煲 2 小时,调味即可。

用法:佐餐食用。

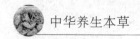

功效:健脾祛湿,收敛止带。

主治:脾虚湿盛所致的带下量多质稀、淋病等。

【应用注意】

白果的有毒成分主要在果肉中,种仁也含有微量的白果酸和氢氰酸等有毒成分,所以禁止生食,每次食用量不宜过大。

白果中毒后潜伏期 1～12 小时,主要症状为呕吐、腹泻、昏迷、嗜睡、恐惧、惊厥、精神呆滞、发热、呼吸困难、肢体强直等。

【保存方法】

新上市的白果,晾干后仍保持一定的湿度,宜放在透气凉爽的容器中,防止闷捂变质。亦可用保鲜袋密封,存放于冰箱中。数量大时,也可将白果浸入清水缸内,并注意经常换水,可保存 3～5 个月。

第 三 章

补血类养生本草

一、补血珍品——当归

当归为伞形科多年生草本植物当归的干燥根。《药学辞典》中说:"当归因能调气养血,使气血各有所归,所以名当归。"早在两千多年以前,古代中国人民已经用它治疗疾病。至今,当归在临床仍具有广泛的用途,素有十方九归之美称。

【趣闻传说】

相传古代有个乡村老妪,儿子出门经商多年未归,甚觉孤苦伶仃。所以请一位老郎中代写信函,招儿子回归故里。此老郎中不动笔杆子,只捡了一包中药,吩咐她托人捎给儿子便可。当儿子打开老母亲托人捎来的药包时,经人指点后顿时醒悟,立即整装启行,回到了母亲身边。原来儿子收到的是当归、熟地、知母、乳香四味药材,若拼凑排列起来,便成为两句话:"知母乳香,当归熟地。"

【性味归经】

性温,味甘、辛,归肝、心、脾经。

【功效主治】

补血活血:用于血虚所致的面色萎黄、眩晕心悸、失眠健忘、倦怠乏力等;亦治疗血虚瘀滞证如手足麻木、拘挛震颤、四肢无力等。

调经止痛:用于妇科诸证,为妇科要药。用于治疗血虚或血瘀所致的月经不调、经闭痛经、虚寒腹痛等,亦可用于风湿痹痛、跌仆损伤、痈疽疮疡等。

润肠通便:当归质地滋润,常用于血虚所致的肠燥便秘,适用于久病体弱、产后血虚所致的大便秘结,如大便排出无力伴有面色少华、倦怠乏力、失眠健忘等。

【使用方法】

煎服:当归配伍其他药味一同煎服,一般用量为10~15克。

药膳:可入菜肴食用,与其他食材如乌骨鸡、鸭等炖服。

泡酒:当归浸入适量优质白酒中,浸泡数月后饮酒。

丸散剂:当归烘干研末与其他药味混合加工制成丸散剂。

【药理作用】

当归对非特异免疫功能有显著的刺激作用,对细胞及体液免疫功能均有一定的促进作用;还具有抗血栓、促进造血功能、抗心律失常、降血脂、抗动脉粥样硬化、抗衰老、抑制前列腺增重、抗促性腺激素、抗辐射、抗肿瘤、抗炎、镇痛等作用。

【药膳验方】

1. 当归大枣粥

组成:当归 15 克,大枣 8 枚,白糖 20 克,粳米 100 克。

制法:将当归用温水浸泡片刻,加水 200 毫升,先煎浓汁 100 毫升,去渣取汁,与淘洗干净的粳米、大枣和白糖一同加适量水,煮至粥成。

用法:早晚分食。

功效:补血调经,润肠安神。

主治:心脾两虚型失眠症。

2. 四物益母丸

组成:当归、熟地黄各 400 克,川芎、白术各 100 克,益母草清膏 60 克。

制法:上述药味粉碎成细粉,过筛,混匀。取益母草清膏与红糖 190 克的转化糖,并加适量水,搅匀。泛丸,干燥,过筛,即得。

用法:口服,每次 9 克,每日 2 次。

功效:养血调经。

主治:妇女贫血,经期不准,经闭经少,小腹疼痛。

3. 当归杞圆大枣酒

组成:当归身 60 克,枸杞子 60 克,桂圆肉 60 克,牛膝 45 克,杜仲 45 克,五加皮 45 克,大枣 250 克,甘草 15 克,红花 15 克,金银花 45 克,白酒 3500 毫升,白糖 500 克,蜂蜜 500 克。

制法:将以上前 10 味捣碎,入布袋,置容器中,倒入白酒,密封,浸泡 14 天后去药袋,加入白糖和蜂蜜,搅匀即成。

用法:每日临睡前服 1 次,每次 10～15 克。

功效:益精血,补肝肾。

主治:气血亏虚、肝肾不足所致的面色萎黄、气短气喘、头晕目眩、失眠健忘、倦怠乏力、腰膝酸软、耳聋耳鸣等;亦治疗血虚瘀滞证所致的手足麻木、拘挛震颤、四肢无力等。

4. 当归牛肉

组成:当归 15 克,牛肉 500 克,油菜 100 克,葱段、生姜片、酱油、黄酒、白糖、精盐、味精、鲜汤各适量。

制法:将牛肉切成方块,用沸水焯烫一下,待牛肉变白时捞出。炒锅上火,放油烧热,下牛肉煸炒一下,加入葱段、生姜片、当归、酱油、黄酒、白糖、精盐、鲜汤,用旺火烧开,改小火慢炖。炖到牛肉酥烂,再放油菜炖一会儿,加入味精,盛入汤盘内即成。

用法:当菜佐餐,随意食用。

功效:补气养血,健脾养胃。

主治:气血亏虚、脾胃虚弱所致的面色萎黄、气短懒言、头晕目眩、失眠健忘、倦怠乏力等;亦治疗血虚瘀滞证见手足麻木、拘挛震颤、四肢无力等。

5. 当归蒸鳝鱼

组成:大黄鳝 1000 克,当归 10 克,肉桂 8 克,党参 5 克,熟火腿肉 150 克,黄酒 30 克,胡椒粉、葱段、生姜、味精、精盐、鲜汤各适量。

制法:将黄鳝宰杀去肠杂,用开水稍烫一下捞出,刮去黏液,去头尾切段。熟火腿肉切片。锅内放一半的葱、生姜、黄酒和清水适量,烧沸后将鳝鱼段放入沸水锅中烫一下捞出,整齐地排列在盆内,上面放火腿肉片、党参、当归、葱段、生姜片、黄酒、胡椒粉、精盐、鲜汤,加盖,将绵纸浸湿,封严盖口,上笼蒸约 1 小时后取出,启封后去葱姜,加入味精调味即成。

用法:当菜佐餐,随意食用。

功效:益气养血,散寒祛湿。

主治:气血亏虚所致的面色萎黄、气短懒言、头晕目眩、失眠健忘、倦怠乏力等;亦治疗血虚瘀滞证,如手足麻木、拘挛震颤、四肢无力等;亦可用于阳虚湿盛证所致的四肢不温、头身困重、小便清长等。

6. 归芪炖猪心

组成:当归 20g,黄芪 30g,猪心 1 只。

制法:猪心切片;将当归、黄芪洗净,切片,装入布袋中,扎紧袋口,与猪心片同入砂锅。加入清水,先用大火煮沸,再用小火炖煮 30 分钟,捞去药袋,加入精盐及味精即成。

用法:当菜佐餐,随意食用。

功效:补益心脾,宁心安神。

主治:心脾两虚型失眠症,对伴有体质虚弱、贫血者尤为适宜。

7. 归芪大枣鸡蛋汤

组成:当归 6 克,黄芪 30 克,大枣 12 个,鸡蛋 4 个,精盐适量。

制法:将鸡蛋煮熟,去壳。当归、黄芪、大枣(去核)洗净。全部用料放入锅中,加适量水,旺火煮沸后改用小火煮约 30 分钟,加精盐调味即成。

用法:当汤佐餐,随意食用。

功效:益气养血,宁心安神。

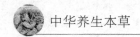

主治:心脾两虚型失眠症。

8. 当归生姜羊肉汤

组成:当归 30 克,生姜 15 克,羊肉 250 克,精盐、味精、葱各适量。

制法:将羊肉洗净,切成小块,与当归、生姜、葱共同放入砂锅中,加适量清水,用大火煮沸,再用小火煮至肉烂汤稠,加入精盐、味精,再煮片刻即成。

用法:佐餐食用,吃肉喝汤。

功效:温补脾胃,温阳补肾。

主治:脾肾阳虚所致的面色萎黄、气短气喘、头晕目眩、失眠健忘、倦怠乏力、腰膝酸软、耳聋耳鸣、水肿等。

【应用注意】

热盛出血患者禁服。

湿盛中满及大便溏泄者慎服。

【保存方法】

当归含挥发油、糖类,极易走油和吸收水分。夏季受潮易发霉、生虫或者变黑色。温度稍高也易走油。贮存时必须保持干燥、凉爽。阴雨天气不宜打开包装,以免湿气侵入。一般不宜贮存过久。

二、养血益精良药——熟地黄

熟地黄为玄参科植物地黄的块根,经加工蒸晒而成,具有良好的抗衰老养生作用。

【趣闻传说】

《庭训格言》曾记载了康熙御赐地黄汤的故事,接受赐方的人就是《红楼梦》作者曹雪芹的祖父曹寅。康熙四十九年,曹寅时任江宁织造,身患疥疮两月不愈,卧床不起。康熙获知后,亲赐"六味地黄丸",曹寅遵旨服药,疾病很快痊愈了。六味地黄汤并非专门治疥之方,其主要功效是"滋阴补肾",凡肾阴亏损、肾阴不足而引起的诸症均可使用。那么,它是怎么治愈疥疮的呢? 原来,康熙深知曹寅生活放荡,常混迹于青楼楚宫之地,身体必有肾阴不足之候。六味地黄汤重在治本,使肾阴之亏得补,身体不虚,邪不可干,故有助于疾病痊愈。由于疥疮病因多与血中毒热、湿邪相关,而方中地黄滋阴凉血、清热解毒,故地黄汤对热毒疥疮也有一定疗效。

【性味归经】

性微温,味甘,归肝、肾经。

【功效主治】

滋阴补血:用于阴血亏虚所致的面色萎黄、头晕目眩、心悸失眠、倦怠乏力、月经不调等。

填精益髓:用于阴虚血少、脑髓空虚所致的腰膝酸软、劳嗽骨蒸、遗精、崩漏、消渴,尿频,耳聋耳鸣、眩晕、心悸失眠、健忘、盗汗等。

【使用方法】

煎服:熟地黄配伍其他药味一同煎服,一般用量为 10～

30 克。

药膳:可入菜肴食用,与其他食材如甲鱼、猪蹄等炖服。

泡酒:熟地黄浸入适量优质白酒中,浸泡数月后饮酒。

丸散剂:熟地黄烘干研末与其他药味混合加工制成丸散剂。

【药理作用】

熟地黄具有抗衰老作用,还具有免疫抑制、抗血栓、抗甲状腺功能亢进及显著的生血作用。

【药膳验方】

1. 十全大补糕

组成:茯神 500 克,党参 500 克,白术 400 克,当归 350 克,黄芪 500 克,白芍 350 克,川芎 300 克,熟地黄 350 克,肉桂 50 克,甘草 100 克,淀粉、麦芽粉、面粉各 500 克,白糖 200 克。

制法:将茯神、党参、白术、当归、黄芪、白芍、川芎、熟地黄、肉桂、甘草洗净烘干,粉碎成细粉样(筛去纤维部分),加淀粉、麦芽粉、面粉和匀做成似饼干样,烘干。

用法:当主食,随意食用。

功效:大补气血,宁心安神。

主治:心脾两虚型失眠症,对伴有体质虚弱、贫血者尤为适宜。

2. 熟地黄酒

熟地黄 30 克,当归 30 克,川芎 20 克,白芍 20 克,黄芪 30 克,白术 30 克,香附 15 克,白酒 1500 毫升。

制法:将上述各药加工成碎末,用纱布袋装,扎紧袋口,放入酒中,密封浸泡,每日摇动 1 次,15 天后开封,取去药袋,过滤装瓶备用。酒力不足者,可用黄酒浸药;或以水、酒各半制备。

用法:每日 2 次,早晚各服 15～20 毫升。

功效:补益气血,理气解郁。

主治:血虚气弱、气郁不舒所致的月经不调、痛经、身软乏力、食欲缺乏、神疲声微等。

3. 熟地黄膏

组成:熟地黄 1000 克。

制法:将熟地黄煎熬三次,分次过滤,去滓,合并滤液,用文火煎熬浓缩至膏状,以不渗纸为度,每 30 克膏汁,兑炼蜜 30 克成膏,装瓶备用。

用法:每服 9～15 克,开水冲服。

功效:滋阴补肾,填精益髓。

主治:阴虚血少、脑髓空虚所致的腰膝酸软、劳嗽骨蒸、遗精、崩漏、消渴、溲数,耳聋耳鸣、眩晕、心悸失眠、健忘、盗汗等。

4. 杞菊地黄鸡

组成:熟地黄 30 克,枸杞子 30 克,白菊花 20 克,母鸡 1 只,黄酒、精盐、葱花、味精、猪油各适量。

制法:将母鸡宰杀,去毛及内脏,洗净。将三味中药放进鸡腹内,鸡放盆内,加入黄酒、精盐、葱花、味精、清水各适量,放入笼屉内蒸至鸡烂熟,去掉药渣,加入适量猪油,再蒸一下即成。

用法:当菜佐餐,随意食用。

功效:滋阴补肾。

主治:肾阴虚所致的腰膝酸软、耳聋耳鸣、月经不调等。

5. 四物茶

组成:熟地黄 10 克,当归 10 克,白芍 10 克,川芎 10 克。

制法:四味药同入砂锅加适量水,大火煮沸后改小火煮 30 分钟。

用法:代茶饮,每日 1 剂,连用两周。

功效:滋阴补血。

主治:阴血亏虚所致的面色萎黄、头晕目眩、心悸失眠、倦怠乏力、月经不调等。

6. 地黄甲鱼汤

组成:熟地黄 15 克,枸杞子 30 克,甲鱼 1 只(重约 300 克),精盐、生姜、葱各适量。

制法:将甲鱼放沸水锅中烫死,剁去头爪,揭去甲壳,掏去内脏,洗净,切成小方块,放入砂锅内。将洗净的熟地黄、枸杞子也放入砂锅,加适量水,大火烧开,再加入精盐、生姜、葱,改用小火炖熬至甲鱼肉熟透。

用法:当汤佐餐,随意食用。

功效:滋阴补肾,增强免疫力。

主治:肾阴虚所致的腰膝酸软、耳聋耳鸣、月经不调等。

【应用注意】—+—+—+—+—+—+—+—+—+—+—+—+—+—+—

用时宜配砂仁、陈皮等,以防腻滞碍胃。

脾胃虚弱,气滞痰多,腹满便溏者慎服。

【保存方法】—+—+—+—+—+—+—+—+—+—+—+—+—+—+—

熟地黄含水量较高,可贮存在缸、坛中,盖严,既防失水干燥,又防湿气浸入。

三、补血止痛上品——白芍

白芍为毛茛科植物芍药(栽培品)的干燥根,主要作用为补血止痛。

【趣闻传说】

东汉名医华佗治病,常用自己栽培的药材,他在其宅后旷场凿药池、辟药圃种植各种草药,并自建花房,收徒弟,共同种植经营,传授弟子们种植、炮制、加工等技术。有一次,一位外乡人送给他一株芍药,他就把它种在了屋前。他尝了这棵芍药的叶、茎、花之后,觉得平平常常,没有什么药性,就没有用它来治病。有一天深夜华佗正在灯下看医药书籍,忽听得有哭声,仔细听后是个女子细声抽泣。他推开门仔细查看,只见在朦胧的月光下,有一美貌妙龄女子,似有委屈,在那里抽泣。华佗见后颇为诧异,他便向前去,想问个究竟,哪知将接近她时,却忽然不见人影,只见原先那女子站立的地方,是他种植的那株芍药。华佗心里暗暗思忖,难道它就是刚才的女子,他又看了看芍药,摇了摇头,并自言自语地说:"你全身上下全无一种药物的气味,怎能将你入药治病呢?"说罢,便又将转身回屋读书去了。

谁知华佗刚坐下,想继续看书时,又听见门外有女子的哭声。出去一看,还只见那株芍药。一连反复几次都是如此。华佗觉得奇怪,再听到女子的哭声干脆不出去观望了,唤醒正在酣睡的妻子,并一五一十地将刚才听到和看到的情况向妻子描述了一遍。妻子听后，望望门外说："这里的一草一木，在你手里都成了良药，被你用来救活了无数病人的生命，独有这株芍药被冷落一旁。想来你是没有查清它的用处，它自然感到委屈了。"华佗听罢笑说："我熟知百草千方，所有它们的性味功能，无不辨别得一清二楚，该用什么就用什么，从没有出个偏差。对这株芍药，我已多次尝过它的叶、花、枝，确实不能入药治病，怎能说是委屈它呢?"妻子听后，也觉得有理，就不往下说了。事隔几日，华佗的妻子突患腹痛，继而发生崩漏，华佗给她用药数次，均无良效。华佗有一天外出治病，他妻子在无奈之下她自作主张挖取那株芍药的根茎，洗净后煎汤喝下，不过半日腹痛已止，崩漏亦减少了大半。华佗回来后，华佗妻子把此事告诉了华佗。华佗听后才知道他确实委屈了芍药，以后他对芍药的根茎进行了详细观察，发现它不单可以补阴止痛，而且有调经的效果。于是，在中药百草园中又多了一味中药——白芍。

【性味归经】

性微寒，味苦、酸，归肝、脾经。

【功效主治】

补血养阴：用于血虚所致的面色少华、面色萎黄、倦怠乏力、头晕眼花、心悸胸闷等，亦适用于阴虚所致的潮热盗汗。

柔肝止痛：用于肝阴不足所致的胸胁隐痛、手足拘挛作痛等。

平抑肝阳:用于肝阳偏亢所致的头痛眩晕、烦躁易怒、月经不调等。

【使用方法】

煎服:白芍配伍其他药味一同煎服,一般用量为10～15克。

生用或制用:生用偏养阴敛液、平抑肝阳,炒用能减轻白芍的寒性,醋炒偏于柔肝止痛。

药膳:可入菜肴食用,与其他食材如鸡、猪蹄等炖服。

泡酒:白芍浸入适量优质白酒中,浸泡数月后饮酒。

丸散剂:白芍烘干研细末与其他药味混合加工制成丸散剂。

【药理作用】

白芍有扩张血管、增加器官血流量的作用,还具有明显镇痛、解痉、抗炎、抗溃疡、抗菌、保肝、解毒、抗诱变、抗肿瘤作用,此外,对细胞免疫和体液免疫均有增强作用。

【药膳验方】

1. 白芍当归蜂蜜饮

组成:白芍30克,当归10克,蜂蜜20克。

制法:将白芍、当归切成片,同入锅中,加水适量,煎煮30分钟,去渣取汁,待药汁转温后调入蜂蜜即成。

用法:早晚分服。

功效:滋阴养血,增强免疫力。

主治:血虚所致的面色少华、面色萎黄、倦怠乏力、头晕眼花、心悸胸闷,以及阴虚所致的潮热盗汗。

2. 芍药羊肉粥

组成:白芍、当归(炒)、熟地黄各 15 克,黄芪 30 克,精羊肉 150 克,生姜 3 片,粳米 100 克,葱花、生姜末、黄酒、胡椒粉、味精、精盐各适量。

制法:先将羊肉洗净切成末。白芍、当归、熟地黄、黄芪放锅中,加水煎煮取汁,再与羊肉末和淘洗干净的粳米一同入锅,加入葱花、生姜末、黄酒,用大火烧开,再转用小火煮至粥将成时,稍加胡椒粉、精盐、味精调味即成。

用法:早晚分服。

功效:补气养血,活血止痛,温经散寒。

主治:气血亏虚所致的倦怠乏力、面色少华、头晕目眩、气短懒言、心悸胸闷,以及寒凝血瘀所致的四肢拘挛作痛、胸胁疼痛、畏寒肢冷等。

3. 白芍猪肉粥

组成:白芍 15 克,猪肾 50 克,当归 10 克,葱白 3 茎,粳米 100 克,黄酒、精盐、生姜各适量。

制法:先将白芍、当归放入锅中,加水煎煮取汁。猪肾洗净,去腰膜后切细,同与粳米、葱白、黄酒、生姜一同入锅,加清水适量,先用大火煮至粥将成时兑入白芍当归汁、精盐,拌匀即成。

用法:早晚分服。

功效:补气养血。

主治:气血亏虚所致的倦怠乏力、面色少华、头晕目眩、气短懒言、心悸胸闷,以及血虚不荣所致的胸胁隐痛、手足拘挛作痛等。

4. 白芍蜜汁

组成:白芍 50 克,蜂蜜 30 克。

制法:将白芍洗净,切片,放入锅中,加适量水,煎煮 2 次,每次 30 分钟,合并 2 次滤液,加入蜂蜜即成。

用法:上下午分服。

功效:滋阴降火,宁心安神。

主治:阴虚火旺型失眠症。

5. 芍药酒

组成:白芍 15 克,赤芍 15 克,低度优质白酒 500 毫升。

制法:先将赤白芍药研为末,放入白酒瓶内,浸泡 7 日即可饮用。

用法:每日 2 次,每次 15 克。

功效:补血活血,缓急止痛。

主治:血虚所致的面色少华、面色萎黄、倦怠乏力、头晕眼花、心悸胸闷,以及血虚不荣所致的胸胁隐痛、手足拘挛作痛等。

6. 白芍药汤

组成:白芍药 20 克,泽泻 10 克,炙甘草 5 克,肉桂 3 克。

制法:上述诸药同入砂锅,加水 500 毫升,大火煮沸后改文火,取汁 200 毫升,二煎加水 300 毫升,取汁 200 毫升,二汁混合。

用法:上下午分服,每日 1 剂。

功效:柔肝止痛。

主治:肝阴不足所致的胸胁脘腹隐痛、手足拘挛作痛等。

【应用注意】

虚寒之证不宜单独应用。

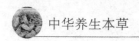

不宜与藜芦同用。

【保存方法】

白芍贮藏过程中应注意经常检查,防止受潮和虫蛀。在梅雨季节容易生霉、发热、变色及虫蛀,尤其应经常检查翻晒。翻晒时,宜置于温和阳光下,忌烈日,以免变色发红。

四、美容乌发奇药——何首乌

何首乌为蓼科多年生草本植物何首乌的干燥块根,补肾乌发,美容养颜为其主要功效。

【趣闻传说】

唐代李翱《何首乌传》记载:何首乌,顺州南河县人。祖名“能嗣”,父名“延秀”。能嗣本名“田儿”,生而体弱,年五十八,还没有生子。一日醉卧山野,忽见有藤二株,相去三尺余,苗蔓相交,久而方解,解了又交。田儿看了很惊讶,天亮掘了根回到家,没人认识是什么植物。后有山中的老人说“你既然没有儿子,这可能是神仙赐予的药为什么不服食呢?”田儿就将其捣为末,空心酒服一钱。常服后,旧疾皆愈,发乌容少,十年之内,生了数个儿子,就改名“能嗣”。又予其子延秀服,皆寿百十六岁。延秀生首乌。首乌服药,亦生数子,年百三十,发犹黑。

【性味归经】

性微温,味苦、甘、涩,归肝、心、肾经。

【功效主治】

补益精血：用于血虚所致的头昏目眩、心悸、失眠、健忘、萎黄乏力，肝肾精血亏虚所致的眩晕耳鸣、腰膝酸软、遗精、崩带、须发早白等。

截疟解毒：用于体虚久疟、痈疽、瘰疬等。

祛风止痒：用于血燥生风所致的皮肤瘙痒、疮疹等。

润肠通便：用于久病体虚之血虚肠燥便秘，症见大便排出无力、大便干结伴有面色萎黄、心悸、失眠、健忘等。

【使用方法】

生用或制用：生首乌是何首乌洗净晒干或烘干后直接药用，具有润肠、通便、解毒散结功能。制首乌是将生首乌与黑豆同煮后晒干的首乌，是一味补肝肾、益精血、养心宁神的良药。

煎服：何首乌配伍其他药味一同煎服，一般用量为10～20克。

药膳：可入菜肴，与其他食材如鸡、猪肝等烹调后食用，或煎取汁液与粳米同煮为粥。

泡酒：何首乌浸入适量优质白酒中，浸泡数月后饮酒。

丸散剂：何首乌烘干研末与其他药味混合加工制成丸散剂。

外用：将何首乌煎水或研末涂于患处，可以防止伤口感染。

【药理作用】

何首乌有抗衰老、保肝、降脂、降血糖、抗肿瘤、抗动脉粥样硬化、提高机体免疫能力和耐寒力、增强造血功能,以及强心、增加冠状动脉和周围血管流量、抗菌等广泛的药理作用。

【药膳验方】

1. 七宝美髯丸

组成:何首乌(酒蒸)320 克,菟丝子 80 克,牛膝 80 克,补骨脂(盐炒)40 克,当归 80 克,枸杞子 80 克,茯苓 80 克。

制法:以上诸药粉碎成细粉,过筛,混匀。每 100 克粉末加炼蜜 80~100 克制成大蜜丸,每丸重 9 克,即得。

用法:口服,每次 1 丸,每日 2 次。

功效:滋补肝肾,填精养血。

主治:精血不足所致的须发早白、腰酸腿软、遗精消渴、牙齿动摇、筋骨无力、倦懒食少等。

2. 首乌地黄当归酒

组成:制首乌、熟地黄各 30 克,当归 15 克,白酒 1000 毫升。

制法:上述三味药浸于白酒中,密封 10~15 日。

用法:每日 1~2 盅(15~30 毫升),连续饮至见效。

功效:补肾填精。

主治:精血不足所致的须发早白、腰酸腿软、遗精消渴、牙齿动摇、筋骨无力、倦懒食少等。

3. 何首乌花生叶煎

组成:制何首乌 20 克,花生叶 10 克(鲜品 20 克)。

制法:先将制何首乌切片,放入锅中,加水煎煮 20 分钟,再加入花生叶同煎 10 分钟,取汁备用。

用法:上下午分服。

功效:滋补肝肾,养血宁神。

主治:肝肾阴虚型失眠症。

4. 首乌大枣粥

组成:制何首乌粉 25 克,大枣 5 枚,冰糖 15 克,粳米 100 克。

制法:将淘洗干净的粳米、大枣一同入砂锅,加水适量,用旺火烧开后转用小火熬粥,待粥半熟时加入何首乌粉,边煮边搅匀,至粥稠黏时加入冰糖调味。

用法:日服 1 剂,早晚分服。

功效:补气养血,滋补肝肾。

主治:气血亏虚所致的倦怠乏力、头昏目眩、失眠健忘、面色少华,肝肾精血亏虚所致的眩晕耳鸣、腰膝酸软、遗精、崩带、须发早白等症。

5. 首乌鸽蛋粥

组成:制首乌 30 克,鸽蛋 10 个,粟米 50 克,白糖 10 克。

制法:将制首乌洗净,用纱布包裹,与淘洗干净的粟米一同放入砂锅,加适量水煮粥,粥将熟前捞出药包,打入鸽蛋,调入白糖,煮熟即成。

用法:早晚分食。

功效:滋补肝肾,益气安神。

主治:肝肾阴虚型失眠症,对须发早白、体质虚弱者尤为适宜。

6. 何首乌柏子仁粥

组成:制何首乌粉 25 克,柏子仁 15 克,冰糖 15 克,粳米 50 克。

制法:将淘洗干净的粳米、柏子仁一同入砂锅,加适量水,大火烧沸后转小火熬粥,待粥半熟时加入制何首乌粉,边熬边搅匀,至粥稠黏时加入冰糖调味。

用法:早晚分食。

功效:滋补肝肾,益气安神。

主治:肝肾阴虚型失眠症,对须发早白、体质虚弱者尤为适宜。

7. 首乌肝片

组成:制何首乌 60 克,猪肝 250 克,笋片 50 克,罐头蘑菇 50 克,豌豆苗 100 克,鸡蛋 2 个,精盐、黄酒、味精、葱段、生姜末、蒜片、白糖、酱油、淀粉、猪油、鲜汤各适量。

制法:将制何首乌拣去杂质,洗净,放入砂锅中,加入适量清水,大火烧沸后改小火煨熬,取浓汁。把猪肝洗净,切成宽片。蘑菇切成薄片。豌豆苗择洗干净。将鸡蛋打入碗中,放入淀粉,加入首乌浓汁搅匀,放入肝片,加入酱油、黄酒、精盐、白糖、味精浸泡。净锅内加入猪油,烧至八成热时,投入拌匀的肝片翻炒一会儿,依次放入生姜末、蒜片、葱段、笋片、豌豆苗、蘑菇片、鲜汤等,用大火快炒,5 分钟后出锅即成。

用法:佐餐食用。

功效:养血安神,滋补肝肾。

主治:血虚所致的头晕目眩、心悸、失眠、健忘、萎黄乏力,以及肝肾精血亏虚所致的眩晕耳鸣、腰膝酸软、遗精、崩带、须发早白等。

8. 首乌煨鸡

组成:制何首乌 50 克,三黄母鸡 1000 克,黄酒、精盐、生姜片、麻油各适量。

制法：将母鸡宰杀，去毛及内脏，洗净，何首乌研碎，装入纱布袋中，填入鸡腹。鸡入砂锅，加清水至淹没鸡体，旺火烧沸，转小火煮至肉熟，拣出首乌纱袋，再加入黄酒、精盐、生姜片、麻油，小火再炖半小时即成。

用法：当菜佐餐，随意食用。

功效：补益气血，补肾益精。

主治：气血亏虚所致的倦怠乏力、头晕目眩、失眠健忘、面色少华，肝肾精血亏虚所致的眩晕耳鸣、腰膝酸软、遗精、崩带、须发早白等。

【应用注意】

大便溏泻及有湿痰者慎服。

少数人服后出现腹痛、恶心、呕吐。

忌铁器、葱、蒜。

【保存方法】

生何首乌在贮存前应充分干燥置于阴凉、通风处。制何首乌含水量较多，最好贮存于密封箱或坛中，切忌受潮，以免发霉。

五、国药魂宝——阿胶

阿胶为马科动物驴的干燥或鲜皮经煎煮、浓缩制成的固体胶。阿胶始于秦汉，至今已有两千多年的历史，为传统的滋补养血上品。

【趣闻传说】

传说很久以前流行着一种奇怪的疾病,人若患上这种病便会出血而死亡。当时,在山东阿邑有个名叫阿娇的姑娘为了治好这种顽疾,独自一人去觅求药草。在东岳泰山,阿娇遇见老药翁,得知要治这种病,必须用吃狮耳山草、喝狼溪河水长大的毛驴的驴皮才行。阿娇想起家乡确有这么一头驴,是村子里恶霸王员外家放养的,便求他为了人们的健康将毛驴献出来。王员外故意刁难,提出必须由阿娇一个人将驴处死。阿娇经过奋力拼搏,终于处死了毛驴。她把驴皮熬成药胶后,给患怪病的众人喝下去,病人都奇迹般地康复了。可是,这一举动却触怒了王员外,他暗暗地派人把阿娇害死。为了纪念阿娇姑娘的恩德,人们就把用驴皮熬的胶称为"阿胶"。

【性味归经】

性平,味甘,归肺、肝、肾经。

【功效主治】

补血止血:用于血虚所致的头晕目眩、心悸、失眠、健忘、萎黄乏力等;亦可用于各种出血,如吐血、咯血、鼻出血、便血、尿血、崩漏等。

滋阴润燥:用于阴虚所致的午后低热、咽干口燥、咳嗽少痰、痰中带血丝等。

【使用方法】

生用或炒用:滋阴补血多生用,清肺化痰用蛤粉炒,止血用蒲黄炒。

烊化:阿胶 10～20 克研碎,调入沸腾的汤剂中,搅拌熔化。

药膳:可入菜肴,与其他食材如鸡、鸭等烹调后食用,或煎取汁液与粳米同煮为粥。

制膏:阿胶 200～300 克,兑入煎好的汤剂中,小火煎熬至成膏状。

丸散剂:阿胶烘干切成小块与其他药粉混合加工制成丸剂,或将阿胶研粉与其他药粉制成散剂。

【药理作用】

阿胶为常用补血药,对造血系统及免疫系统的功能有增强的作用,还具有抗疲劳、抗辐射损伤、耐缺氧、耐寒冷、抗肌肉萎缩、抗休克、止血、利尿消肿、抗骨质疏松、抗衰老等作用。

【药膳验方】

1. 阿胶珠

组成:阿胶 100 克,蛤粉 10 克。

制法:先将蛤粉置锅内加热,至轻松时放入切好的骰形小块阿胶,炒至鼓起成圆珠状,呈黄白色,立即取出,筛去蛤粉,放凉即成。

用法:每日 1 次,每次 10 克。

功效:清肺化痰。

主治:肺热所致的咽干口燥、咳嗽少痰、痰黏难咯、痰中带血丝等。

2. 阿胶膏

组成:阿胶 250 克,党参 200 克,白术 100 克,黄芪 200 克,枸杞子 100 克,白芍 50 克,炙甘草 100 克,红糖 1000 克。

制法:除阿胶外,白术等六味切碎,加水浸泡煎煮 3 次,合并煎液滤过,浓缩成稠膏状;将阿胶、红糖加水适量加热使溶,滤过;滤液与稠膏混合浓缩即成。

用法:每次 20～25 克,每日 3 次。

功效:养血止血,补虚润燥。

主治:气血不足,虚劳咳嗽,肺痿吐血,妇女崩漏,胎动不安等。

3. 阿胶金丝枣

组成:阿胶 50 克,金丝枣 250 克。

制法:金丝枣洗净烘干备用。阿胶洗净放入锅中,加水 200 毫升,小火烊化,煎熬成约 100 毫升阿胶浆,倒入金丝枣搅拌均匀(尽量使每粒金丝枣表面裹上阿胶浆),将金丝枣放入瓷碗中,放于沸水锅上隔水蒸 30 分钟,取出放凉即成。

用法:每日 1 次,每次 10 枚。

功效:补血止血,益气滋阴。

主治:气血两虚所致的头晕目眩、心悸、失眠、健忘、萎黄乏力等;各种出血如吐血、咯血、鼻出血、便血、尿血、崩漏等;阴虚所致的午后低热、咽干口燥、咳嗽少痰、痰中带血丝等。

4. 阿胶枣仁粥

组成:阿胶 20 克,枣仁 15 克,红糖 15 克,糯米 100 克。

制法:将淘洗干净的糯米入锅,加水 1000 毫升,大火烧沸后转为小火熬煮成稀粥,再加入捣碎的阿胶粒及研碎的枣仁,边煮边搅匀,调入红糖即成。

用法:早晚分食。

功效:滋阴养血,宁心安神。

主治:肝肾虚型失眠证,对伴有贫血者尤为适宜。

5. 阿胶牛奶

组成:阿胶 15 克,牛奶 250 毫升。

制法:将阿胶打碎放入锅内,加入适量清水,用小火炖煮烊化,加入煮沸的牛奶即成。

用法:与早餐同时服食,1 次吃完。

功效:补血补钙,催眠安神。

主治:心脾两虚型失眠症,对伴有贫血、骨质疏松症者尤为适宜。

6. 黄连阿胶鸡蛋

组成:黄连 6 克,黄芩 10 克,芍药 10 克,阿胶 15 克,鸡蛋 2 个。

制法:先将黄连、黄芩、芍药放入锅中,加水浓煎取汁,再加入阿胶烊化,稍冷后放入生鸡蛋黄搅匀即成。

用法:上下午分服,每日 1 剂。

功效:清心降火,除烦安神。

主治:心火炽盛所致的心烦失眠、口舌生疮、小便赤等症。

7. 阿胶汤

组成:阿胶、苎麻根、杜仲、川断、桑寄生各 20 克。

制法:上述诸药捣成粗末,加水 500 毫升,大火煮沸后改文火煎,取汁 200 毫升。

用法:上下午分服,空腹温服,每日 1 剂。

功效:补血安胎。

主治:先兆流产、习惯性流产。

8. 阿胶芪枣汤

组成:阿胶 10 克,黄芪 20 克,大枣 20 克。

制法:将黄芪、大枣洗净,一同入锅,加适量水,浸渍 2 小时,煎煮约 1 小时,去渣取汁,加入阿胶,稍沸即成。

用法:上下午分服。

功效:补肝肾,益气血,安心神。

主治:肝肾阴虚型失眠症,对伴有体质虚弱、健忘者尤为适宜。

【应用注意】 ┼─┼─┼─┼─┼─┼─┼─┼─┼─┼─┼─┼─┼─┼─┼─

脾胃虚弱,消化不良者慎服。

【保存方法】 ┼─┼─┼─┼─┼─┼─┼─┼─┼─┼─┼─┼─┼─┼─

阿胶不宜长久风吹,否则易变干破碎。晒易发软。受潮、受热则易回潮变软。贮存的适宜相对湿度以 80%～85%为宜。贮存容器中可放石灰、氯化钙等干燥剂,密闭贮存。

六、养生良药——龙眼肉

龙眼肉为无患子科植物龙眼的假种皮。为补血养心的药食两用佳品。

【趣闻传说】 ┼─┼─┼─┼─┼─┼─┼─┼─┼─┼─┼─┼─┼─┼─

福建民间曾流传着龙眼的古代故事。当时每年夏天,当地蛟龙总在这一带兴风作浪,掀起万丈波涛,淹没万顷良田。村中有青年名桂圆,他的父母被蛟龙吞噬了。他发誓要为父母及乡亲报仇,练就了一身武艺。这年,蛟龙又来作恶。桂圆冒着风雨跟蛟龙搏斗,大战三天三夜,终于把蛟龙打死。桂圆挖下蛟龙的两只眼珠,带回去祭奠受害者。县官相信吃龙眼珠能得道成仙,便带兵拦路抢夺龙眼。桂圆寡不敌众,他急中生智,一口吞下一只龙眼珠。另一只滚落地上,发出"轰隆"一声巨响,县官及兵丁全都丧了命,桂圆也壮烈牺牲了。乡亲们十分悲痛,把桂圆葬在村边。次年春天,桂圆的坟上长出一株树来,结出累累果实,果核好像龙的眼珠,人们叫它龙眼树。为了纪念桂圆,把晒干的龙眼果叫桂圆。

【性味归经】

性温,味甘,归心、脾经。

【功效主治】

养血宁神:用于心血亏虚所致的心悸怔忡、健忘失眠、头晕目眩、神经衰弱等。

健脾止泻:用于脾虚所致的倦怠乏力、面色萎黄、大便溏泄等。

【使用方法】

生用:龙眼肉可以直接嚼服,每次食用量以干品 6 克为宜。

煎服:龙眼肉单用或者配伍其他药味一同煎煮。

药膳:可入菜肴,与其他食材如鸡、鸭等烹调后食用,或与莲子、大枣等同煮为八宝粥。

制膏:龙眼肉 200～500 克,兑入煎好的汤剂中,酌情加入白糖或者蜂蜜,小火熬膏。

泡酒:龙眼肉浸入适量优质白酒中,浸泡数月后饮酒食龙眼肉。

泡茶:每日取龙眼肉干品 10～30 克,用沸水冲泡,加盖闷数分钟,趁热温服。

【药理作用】

龙眼肉有延寿作用,这是因为它能抑制使人衰老的黄素蛋白的活性。龙眼肉中所含维生素 P,有保护血管、防止血管硬化和脆性的作用。此外,龙眼肉还有抗肿瘤的作用。

【药膳验方】

1. 龙眼莲子粥

组成:龙眼肉(干品)10 克,莲子肉 15 克,大米 100 克。

制法:将大米淘洗干净,与去芯莲子肉、龙眼肉同置锅中,加适量的水,大火煮沸,用小火炖煮成粥。

用法:日服 1 剂,分 2 次食用。

功效:补血益气。

主治:气血两虚所致的倦怠乏力、面色萎黄、心悸怔忡、健忘失眠、头晕目眩、神经衰弱、食欲缺乏等。

2. 桂圆枣仁茶

组成:桂圆肉 20 克,酸枣仁 10 克,柏子仁 10 克,白糖 20 克。

制法:将酸枣仁、柏子仁洗净,与桂圆肉同置砂锅内,用大火浇沸后转为小火煎熬 20 分钟,滤去药渣,入白糖,搅匀,装入茶壶即成。

用法:代茶,频频饮用。

功效:补益心脾,宁心安神。

主治:心脾两虚型失眠症,对伴有贫血者尤为适宜。

3. 桂圆大枣甜羹

组成:桂圆肉 30 克,大枣 10 枚,白糖 30 克,桂花少许。

制法:将桂圆肉洗净,大枣冷水发泡(去核),与白糖同放入锅,加适量水,小火上煨煮成稠黏的甜羹,撒上桂花即成。

用法:早晨空腹时顿服。

功效:补益心脾,宁心安神。

主治:心脾两虚型失眠症,对伴有贫血、心悸者尤为适宜。

4. 龙眼酒

组成:龙眼肉(鲜品)500 克,米酒 3000 毫升。

制法:将龙眼肉去核,浸入米酒内,10 日后可饮用。

用法:龙眼肉可食。早晚各 20 毫升(1 小盅)。

功效:补气养血,宁心安神。

主治:心脾气血两虚所致的倦怠乏力、面色萎黄、心悸怔忡、健忘失眠、头晕目眩、神经衰弱、食欲缺乏等。

5. 桂圆猪心

组成:桂圆肉 50 克,猪心 1 只,生姜末、葱花、黄酒、白酱油、精盐、味精、鲜汤各适量。

制法:将桂圆肉冲洗干净。猪心对切,冲洗干净,切成片。取蒸碗 1 个,放入猪心、桂圆肉、精盐、黄酒、白酱油、味精、葱花、生姜末,再加入适量鲜汤,装入笼屉,蒸至熟烂即成。

用法:当菜佐餐,随意食用。

功效:补气养血,宁心安神。

主治:心脾两虚型失眠症,对伴有体质虚弱、贫血者尤为适宜。

6. 桂圆肉煮鸡蛋

组成:桂圆肉 30 克,鸡蛋 1 个,白糖 10 克。

制法:将洗净外壳的鸡蛋放入锅中,加水煮熟、去壳,与洗净的桂圆内同入锅中,加适量水,煮 20 分钟,加入白糖即成。

用法:当甜点,吃蛋及桂圆肉,饮汤。

功效:补益心脾,益气安神。

主治:心脾两虚型失眠症,对伴有体质虚弱、心悸、健忘者尤为适宜。

7. 龙眼肉炖甲鱼

组成:甲鱼 1 只(重约 500 克),龙眼肉(干品)10 克,太子参 20 克,生姜 3 片,精盐、味精各适量。

制法:将桂圆肉、太子参、生姜放入清水中洗净。甲鱼活杀,去肠杂,用清水洗净,切成小块,放入沸水锅内烫一烫,捞出,再清洗一次。将炖盅洗净,把全部用料一齐放入炖盅内,加开水适量,炖盅加盖,小火隔水炖 3 小时,加入精盐、味精调味即成。

用法:佐餐食用。

功效:滋阴养血,补气强身。

主治：气血两虚所致的精神疲惫、失眠健忘、神经衰弱、面色无华、儿童生长发育迟缓等症。

8. 桂圆大枣蛋汤

组成：桂圆肉 50 克,大枣 15 枚,新鲜鸡蛋 2 只,白糖 20 克。

制法：将桂圆肉、大枣洗净,加适量清水,以小火煮至大枣熟烂,冲入打散搅匀的鸡蛋,煮至蛋熟,加入白糖即成。

用法：当佐餐,随意食用。

功效：宁心安神,补气养血。

主治：心脾两虚型失眠症,对伴有心悸、健忘者尤为适宜。

【应用注意】

脾胃有痰火及湿滞停饮、消化不良、恶心呕吐者忌服。

孕妇,尤其妊娠早期,则不宜服用龙眼肉,以防胎动及早产等。小儿、体壮者也应少食。

因其葡萄糖含量较高,故糖尿病患者不宜多服。

切不可吃未熟透的龙眼,容易引起哮喘病。

【保存方法】

龙眼干品壳脆易碎、果肉易霉、易蛀,存放时应注意防潮、防热、防压、防虫。可将完整无损、身干的龙眼用食品塑料袋密封放在室内阴凉、干燥处,也可用保鲜袋密封放在冰箱中。

七、养血生津佳果——桑椹

桑椹为桑科植物桑的干燥果穗,为滋阴养血佳果。

【趣闻传说】

相传公元前 205 年,刘邦在徐州曾被项羽打得丢盔卸甲,一败涂地,因惊吓过度,长年头痛、头晕,且经常复发,发作时头痛欲裂,天旋地转,随即腰酸腿软,连大便也难以排出,痛苦不堪。好在当时身处的黄桑峪,桑林密布,所结桑椹盖压枝头。为度难关,刘邦只得渴饮清泉,饥食桑椹。奇怪的是,没出几日,头痛、头晕竟不知不觉地痊愈了,大便也痛痛快快地解出来,且精神清爽,身体强劲有力。后来刘邦虽黄袍加身,成了汉朝的开国皇帝,仍念念不忘桑椹的救命之恩。御医顺着他的心意,遂将桑椹加蜜熬膏,让他常年服用,身体日益强壮。

【性味归经】

性寒,味甘、酸,归心、肝、肾经。

【功效主治】

滋阴养血:用于阴血不足所致的头晕目眩、腰酸耳鸣、须发早白、失眠多梦、面色萎黄、心悸怔忡等。

生津润燥:用于津伤所致的口渴、多饮、肠燥便秘等。

【使用方法】

鲜用:每日 20～30 颗(30～50 克)。

煎服:单味或者配伍其他药味一同煎服,一般用量为10～15克。

药膳:桑椹可与粳米同煮为粥。

丸散剂:桑椹烘干研末单味或与其他药味混合加工制成丸散剂。

制膏:桑椹200～500克与其他药味同入砂锅,小火煎熬去渣取汁,汁液用文火熬制成膏。

泡酒:取桑椹适量浸入适量的优质白酒中,浸泡数周后饮用。

【药理作用】

桑椹具有增强免疫功能、防止动脉硬化、促进新陈代谢、促进造血功能、防止白细胞减少、抗衰老、增进胃肠蠕动、促进胃肠液分泌等作用。

【药膳验方】

1. 桑椹茯神粥

组成:鲜桑椹50克,茯神15克,糯米100克,冰糖适量。

制法:桑椹洗净;茯神研粉;糯米淘洗干净。取锅上火,放入清水、糯米,用大火煮沸后,加入桑椹、茯神及冰糖,改用小火熬至成粥。

用法:早晚分食。

功效:滋阴养血,宁心安神。

主治:肝肾阴虚型失眠症,对伴有贫血者尤为适宜。

2. 桑椹枸杞子粥

组成:桑椹30克,枸杞子15克,粳米100克,冰糖

20 克。

制法：将桑椹洗净，用清水浸泡 20 分钟。粳米淘洗干净，与桑椹同入锅中，加适量水，先用大火烧沸，再用小火煮成稠粥，粥将成时放入冰糖，待冰糖溶化即成。

用法：早晚分食。

功效：滋补肝肾，重镇安神。

主治：肝肾阴虚型失眠症，对伴有烦躁、心悸、耳鸣者尤为适宜。

3. 桑椹桂圆粥

组成：桑椹 30 克，桂圆肉 15 克，糯米 100 克，蜂蜜适量。

制法：将桑椹与桂圆肉一同入锅，加水煎煮取药汁，去渣，入糯米煮粥，粥成调入蜂蜜即成。

用法：早晚分食。

功效：补益肝肾，养血安神。

主治：肝肾阴虚型失眠症。

4. 桑椹核桃芝麻糊

组成：桑椹 100 克，核桃仁 100 克，黑芝麻 100 克，蜂蜜适量。

制法：将黑芝麻、核桃仁炒熟，捣烂研细。桑椹研末，与黑芝麻、核桃仁末混合备用。

用法：每服 20 克，200 毫升温开水冲服，加入蜂蜜调匀服用。每日 2 次。

功效：滋补肝肾，润肠通便。

主治：肝肾阴虚所致的大便干结、头晕目眩、口渴多饮、腰膝酸软、耳聋耳鸣、食欲缺乏、面色萎黄等。

5. 桑椹枣仁糕

组成：桑椹 30 克，黑芝麻 60 克，酸枣仁 10 克，糯米粉

700 克,白糖 300 克,粳米粉 200 克。

制法:将桑椹、酸枣仁洗净,加水,用大火烧沸,小火煎20 分钟,滤取清液。黑芝麻用小火炒香。糯米粉、粳米粉、白糖搅拌均匀后加入药汁,做糕。每块糕上撒上黑芝麻,上笼大火蒸 20 分钟即成。

用法:当点心,随意食用。

功效:滋补肝肾,养血安神。

主治:肝肾阴虚型失眠症,对伴有贫血、习惯性便秘者尤为适宜。

6. 桑椹夜交藤糕

组成:桑椹 30 克,夜交藤 30 克,鸡蛋 500 克,白糖 300克,面粉 200 克。

制法:将桑椹、夜交藤洗净后,加水煎熬半小时,去渣留汁。将药汁、鸡蛋、白糖、面粉拌和均匀,上笼蒸 15 分钟即成。

用法:当点心,随意食用。

功效:滋阴养血,宁心安神。

主治:肝肾阴虚型失眠症,对伴有贫血者尤为适宜。

7. 桑椹大枣杞圆酒

组成:桑椹 15 克,大枣 15 克,枸杞子 15 克,桂圆肉 15克,白酒 500 毫升。

制法:将桑椹、大枣、枸杞子、桂圆肉加工使碎,置容器中,加入白酒,密封,每日振摇 1 次,浸泡 14 天后过滤即成。

用法:每日服 2 次,每次 20 毫升。

功效:滋阴补血,增强免疫力。

主治:阴血亏虚所致的头晕目眩、腰酸耳鸣、须发早白、

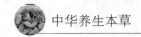

失眠多梦、面色萎黄、心悸怔忡等。

8. 桑椹膏

组成:新鲜桑椹 1000 克,蔗糖适量。

制法:取新鲜成熟桑椹,压榨取汁,静置,滤过,滤液浓缩成稠膏,每 350 克稠膏加含蔗糖 500 克的转化糖液适量,搅拌均匀,浓缩至稠膏状。

用法:每次 15 克,每日 2 次,口服或温开水冲服。

功效:补肝益肾,养血安神。

主治:肝肾不足、阴血亏虚所致的腰膝酸软、耳聋耳鸣、倦怠乏力、头晕目眩、口渴多饮、大便秘结、须发早白、失眠多梦等。

【应用注意】

桑椹性寒,脾虚便溏者不宜食用;未成熟的桑椹不能吃;熬桑椹膏时忌用铁器;桑椹含糖量高,糖尿病患者应忌食;桑椹中含有溶血性过敏物质及透明质酸,过量食用后容易发生溶血性肠炎;少年儿童不宜多吃桑椹,因为桑椹内含有较多的胰蛋白酶抑制物——鞣酸,会影响人体对铁、钙、锌等物质的吸收。

【保存方法】

鲜品可冷藏,干品需防潮、密闭保存。

八、血肉有情之药——紫河车

紫河车为健康产妇的干燥胎盘。以完整,色黄或紫红、血管内无残血者为佳。为补肾益精的养血佳品。

【趣闻传说】

乾隆皇帝在料理完朝廷正事之后,尤喜翻阅医经、医籍,对中国古代的养生延年之术颇有研究。看得多了,自己滋生出想亲自调配一些养生制剂供自己服用的念头,一来验证一下是否灵验,二来以求长生,可尽享人间荣华富贵。然而,皇帝也不是很自由的,龙体健康与否是御膳御医的头等要事,马虎不得。况且宫廷清规戒律繁杂,皇帝是不可能有机会调制补品的。乾隆凭他丰富的阅历,想到了胎盘这个珍贵又营养的健身补品,就利用他至高无上的权力,密令左右心腹,想方设法从民间搞到新鲜胎盘。经过烹调加工成美味佳肴,独自享用。这个秘密一直不为外人所知,直到乾隆驾崩才得以揭开。人们终于明白,乾隆能长寿至88岁,与他常年服用人体胎盘有关。

【性味归经】

性温,味甘、咸,归肺、肝、肾经。

【功效主治】

益气养血:用于气血两虚所致的倦怠乏力、面色萎黄、气短气喘、失眠健忘、形体羸瘦等。

补肾益精:用于肾精不足所致的虚喘劳嗽、阳痿、遗精、女子不孕、男子不育、产后少乳、腰膝酸软、耳聋耳鸣、潮热盗汗、头晕目眩等。

【使用方法】

生用或制用:生紫河车是收集健康产妇的新鲜胎盘除去羊膜及脐带,反复冲洗至去净血液,蒸或置沸水中略煮后,低温干燥而成。制紫河车是用新鲜的紫河车,横直割开血管,用水反复洗漂干净;另取花椒装入布袋中加水煎汤,去渣,将洗净之紫河车置花椒汤中煮2～3分钟,及时捞出,沥净水,以黄酒适量拌匀,再置笼屉中蒸透,取出,烘干而成(每紫河车100个,用花椒200克,黄酒1500毫升)。

煎服:单味文火慢煎,饮汁食渣,用量一般为10～15克。新鲜胎盘半个至1个,水煎服食,每周2～3次。

研末:将紫河车烘干研末,用开水冲服,每次1.5～3克,重症加倍。

药膳:可入菜肴食用,与其他食材如乌骨鸡、鸭等炖服。

丸散剂:紫河车烘干研末单味或与其他药味混合加工制成丸散剂。

【药理作用】

紫河车具有增强机体抵抗力、促进受抑制心脏的恢复、抗菌、抗病毒、抗凝、镇痛作用,还具有激素样作用。

【药膳验方】

1. 紫河车粉

组成:紫河车200克。

制法:紫河车用慢火焙干,研成细末。

用法:每次5克,每日3次,用黄酒送服。

功效:补肾益肺。

主治:肺肾两虚所致的气短气喘、咳嗽无力、久咳虚喘、肺结核、产妇乳少、支气管哮喘等。

2. 紫河车白参粉

组成:紫河车(即胎盘)1 只,白参 20 克。

制法:将干燥紫河车拣去杂质,微火烘干,与烘干的白参共研成细末,装入胶囊,瓶装,备用。

用法:每日 2 次,每次 4 粒,温开水送服。

功效:补肾温阳,宁心安神。

主治:肾阳不足型失眠症,对伴有久喘、体倦乏力、阳痿者尤为适宜。

3. 虫草胎盘胶囊

组成:冬虫夏草 30 克,茯神 50 克,新鲜胎盘(紫河车)1 个。

制法:将冬虫夏草、茯神晒干后备用。新鲜胎盘去除羊膜及脐带,用清水漂洗干净,烘干后与冬虫夏草、茯神同研为细末,装入 1 号胶囊,瓶装备用。

用法:每日 2 次,每次 5 粒,温开水送服。

功效:温补肾阳,养心安神。

主治:肾阳不足型失眠症,对伴有脾阳虚弱、胃痛腹泻者尤为适宜。

4. 紫河车丸

组成:紫河车 120 克,面糊适量。

制法:紫河车用慢火焙干,研成细末,加面糊制成丸。

用法:每次 3 克,早晚用温开水送服。

功效:固肾缩尿。

主治:小儿遗尿,亦可用于年老体虚者腰膝酸软、耳聋耳鸣、尿频、小便余沥等。

5. 鲜胎盘茯神丸

组成:新鲜胎盘 1 个,茯神 250 克,白酒 500 毫升。

制法:鲜胎盘除去羊膜及脐带,反复冲洗至去净血液,以酒煮烂,捣碎如泥。茯神烘干研末,和胎盘泥混合制成如梧桐子大药丸。

用法:每服 50 丸,米汤送服,每日 2 次,忌铁器。

功效:补肾阳,益精血。

主治:五劳七伤,吐血虚瘦、虚喘劳嗽、阳痿、遗精、女子不孕、男子不育、产后少乳、腰膝酸软、耳聋耳鸣、潮热盗汗、头晕目眩等。

6. 鲜胎盘参茸丸

组成:鲜胎盘 2 个,红参 20 克,参三七 25 克,鹿茸 30克,蜂蜜适量。

制法:鲜胎盘除去羊膜及脐带,反复冲洗至去净血液,以酒煮烂,捣碎如泥。红参、参三七、鹿茸混合焙干,研成细粉,与胎盘泥混匀,调入蜂蜜,制成如梧桐子大药丸。

用法:每次 5 克,每日 2 次,上下午分服。

功效:补肾阳,益精血。

主治:五劳七伤,吐血虚瘦、虚喘劳嗽、阳痿、遗精、宫冷不孕、男子不育、产后乳少、腰膝酸软、耳聋耳鸣、潮热盗汗、头晕目眩等。

7. 鲜胎盘豆腐汤

组成:鲜胎盘 1 个,老豆腐 500 克,水发黑木耳 100 克,笋片 30 克,葱花、生姜末、黄酒、鲜汤、猪油各适量。

制法:鲜胎盘除去羊膜及脐带,反复冲洗至去净血液,切成小方块,在开水锅内浸透,捞出,沥去水分。豆腐切成小方块。黑木耳洗净撕碎。笋片切成雪花片。锅内放入猪油至热,将胎盘块、豆腐块、黑木耳和笋片放入锅内,加入葱花、生姜末、黄酒、鲜汤,搅匀,加水适量,文火煮1～2小时。

用法:佐餐食用。

功效:补肾益精。

主治:肾精不足所致的虚喘、劳嗽、阳痿、遗精、女子不孕、男子不育、产后少乳、腰膝酸软、耳聋耳鸣、潮热盗汗、头晕目眩等。

【应用注意】

凡有表邪及实证者忌服,脾虚湿困纳呆者慎服。

胃火旺之牙痛忌用,身体壮实者一般不用。

感冒发热期不宜服用。

【保存方法】

未完全干燥的紫河车容易返潮、虫蛀、霉变。烘干后装入密闭容器内,撒上花椒或大蒜,置干燥处保存。

九、"活维生素丸"——大枣

大枣为鼠李科落叶灌木或小乔木枣的干燥成熟果实。大枣以色红、肉厚、核小、饱满、味甜为佳。它与桃、李、梅、杏,在古代被合称为"中国五果",大枣是中国最早的药食兼用果品之一。

【趣闻传说】

古代人视大枣为佳饵和仙果,据《幽明录》记载:"太原王仲德年少时遭乱,三天粒米未沾,忽一日有人扶其头说道:可食枣以充饥。他惊起,瞥见一小儿,长四尺,隐去,面前有一袋干枣,他立即嚼食之,小有气力。"《北梦琐言》中有一则故事,"河中永乐县出枣,世传得枣无核者食可度世,果有苏氏女获而食之。不食五谷,年五十嫁,颜如处子。"

【性味归经】

性温,味甘,归脾、胃、心经。

【功效主治】

补脾和胃:用于脾胃虚弱所致的气短懒言、神疲体倦、食欲缺乏、腹胀便溏等。

益气生津:用于气津亏虚所致的气短声低、干咳少痰等。

养血安神:用于血虚所致的心悸怔忡、头晕眼花、失眠健忘、妇人脏躁等。

缓和药性:用于缓和峻烈药物的毒性,减少不良反应。

【使用方法】

煎服:大枣干品 10～30 克,劈破后文火慢煎 30 分钟,饮汁食枣,或者将枣汁加入其他药汁中同服。

碾泥:将大枣蒸熟,除去皮核,捣烂成泥,拌白糖做成馅心,亦可直接食用。

药膳:可入菜肴食用,与其他食材如乌骨鸡、鸭等炖服或煮食。亦可与粳米同煮成粥食用。

生服:每晚睡前 2 小时,嚼食大枣 5～10 枚。

泡酒:大枣常与其他补益药或者祛风湿药合用,起矫味、解毒的作用。取大枣适量浸于优质白酒中,浸泡数月后饮酒。

【药理作用】

大枣具有抗肿瘤、延缓衰老、降血压、降胆固醇、保肝护肝、提高免疫力、防治脑供血不足、抗过敏等作用。

【药膳验方】

1. 八宝粥

组成:莲子肉 15 克,大枣 15 克,核桃仁 15 克,白扁豆 15 克,薏苡仁 5 克,桂圆肉 15 克,糖青梅 5 个,糯米 150 克,白糖适量。

制法:将莲子肉、大枣、白扁豆、薏苡仁洗净,以温水泡发。核桃仁捣碎,糯米淘洗干净。所有备料一同入锅,加水 1500 毫升,用大火煮沸后转用小火熬煮成稀粥。

用法:当甜点,随意食用。

功效:补气养血,宁心安神。

主治:心脾两虚型失眠症,对伴有体质虚弱者尤为适宜。

2. 大枣茯神粥

组成:茯神粉 20 克,大枣 10 枚,粳米 100 克。

制法:将粳米淘洗干净,与大枣同入锅中,加水煮粥,待粥半熟时加入茯神粉,继续煮至粥熟即成。

用法:早晚分食。

功效:益气健脾,宁心安神。

主治:心脾两虚型失眠症。

3. 枣糖糕

组成:大枣 150 克,蜜枣 100 克,红糖 250 克,小米面 100克,发面 500 克,玫瑰 5 克(或玫瑰香精 1 滴)。

制法:大枣洗净,温开水浸泡片刻,去核;将发面用好碱后,放入盆中,将红糖用玫瑰水溶化,与小米面一起掺入发面中,调搅成稀稠状。将方模子放入笼屉(33 厘米见方、6 厘米高的糕模),把调好的面糊倒入一半,用板刮平,放上去核的大枣,再将剩下的一半面糊倒上,并在上面码上蜜枣,上笼,用旺火蒸 20 分钟即成。

用法:食用时切成方块,凉热均可,当点心,随意适量服食。

功效:补中益气,强身健体,泽肤美容,增强免疫力。

主治:脾胃虚弱所致的食少便溏,神疲体倦,面色少华等。

4. 蜜饯大枣

组成:红砂糖 50 克,干大枣 50 克,花生米 100 克。

制法:将大枣洗净,用温水泡发。花生米略煮一下,剥去皮。将泡发的大枣和花生米皮同放在煮花生的水中,再加冷水适量,用小火煮半小时左右,捞出花生米皮,加入红砂糖,待糖溶化后,收汁即成。

用法:当甜食食用。

功效:补气养血,健脾安神。

主治:心脾两虚型失眠症。

5. 大枣炖肘

组成:大枣 200 克,猪肘 1000 克,冰糖 30 克,葱段、姜片、精盐、料酒、酱油、味精各适量。

制法:将大枣洗净;猪肘除尽残毛,刮洗干净,在开水锅内焯一下,除去血水。取冰糖入锅,用小火炒成深黄色糖汁;砂锅中放入猪肘及清汤,旺火烧沸,撇去浮沫,加入冰糖汁、大枣,以及葱段、姜片、精盐、料酒、酱油等调料,改用小火慢煨 2～3 小时,待肘子煨至熟烂,加入味精,搅和均匀,原锅上桌即成。

用法:佐餐当菜,随意服食。

功效:补气养血,悦容除皱,护肤益颜。

主治:气血亏虚所致的面色少华、神疲乏力等。

6. 玉米须大枣黑豆粥

组成:玉米须 60 克,大枣 30 克,黑豆 30 克,胡萝卜 90 克。

制法:先将玉米须用水煮半小时,去须,用其水煮大枣、黑豆、胡萝卜(洗净切块),豆烂则止。

用法:早晚分食。

功效:健脾养肝、利湿退黄。

主治:肝胆湿热所致的慢性肝炎。

7. 杞枣蒸蛋

组成:大枣 8 个,枸杞子 15 克,熟猪油 10 克,酱油 5 克,味精 2 克,鸡蛋 2 个。

制法:将鸡蛋打入碗中,枸杞子洗净,大枣洗净去核,切成四瓣,一同放入碗中,加鲜汤或水 100 毫升,以及猪油、味精,蒸熟后加酱油调味即成。

用法:当菜佐餐,随意食用。

功效:补中益气,养血安神。

主治:心脾两虚型失眠症。

8. 大枣莲子汤

组成:大枣 10 克,莲子 50 克,红糖适量。

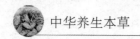

制法:将莲子用水泡涨,剥皮后与大枣同放入锅内,加 2
大碗水,小火炖 1 小时,加红糖调味后食用。

用法:当甜点,随意食用。

功效:补气养血,健脾宁心。

主治:心脾两虚型失眠症,对伴有贫血、慢性腹泻者尤
为适宜。

9. 大枣桂圆党参汤

组成:大枣 50 克,桂圆肉 30 克,党参 15 克。

制法:将大枣用清水浸泡 1 小时,党参用布包好,与桂圆
肉一同入锅,加适量水,煮汤。

用法:当茶点,吃枣饮汤。

功效:补气健脾,宁心安神。

主治:心脾两虚型失眠症,对伴有慢性腹泻者尤为适宜。

【应用注意】

凡有湿痰、积滞、齿病、虫病者,均不相宜。

生吃时,枣皮容易滞留在肠道中而不易排出,因此吃枣
时应吐枣皮。

枣皮中含有丰富的营养成分,炖汤时应连皮一起烹调。
过多食用大枣会引起胃酸过多和腹胀。腐烂的大枣在微生
物的作用下会产生果酸和甲醇,食用烂枣会出现头晕、视力
障碍等中毒反应,重者可危及生命。

【保存方法】

鲜大枣贮藏可选用耐贮品种,可在初红至半红时采收。
干大枣宜贮于阴凉干燥处。

第四章

补阳类养生本草

一、名贵强壮药——鹿茸

鹿茸为鹿科动物梅花鹿、马鹿的雄鹿尚未骨化密生茸毛的幼角。夏秋两季雄鹿长出的新角尚未骨化时,将角锯下或用刀砍下,用时燎去毛,切片后阴干或烘干入药。为名贵的补阳中药。

【趣闻传说】

相传,古代有三兄弟,父母死了以后,他们就分了家。老大为人尖刻毒辣,老二为人啬蔷狡诈,老三为人忠厚老实、勇敢勤劳,受到人们的称赞。有一天,兄弟三人去森林里打猎。老三打死一只鹿,但是老大、老二把有肉的部分都抢走了,只剩下没有肉的鹿头给了老三。按照寨规,不管谁打到野味,都要分一部分给大家尝尝。老三的鹿头上一点肉也没有,他只好把鹿头连角一起放在锅里煮成浓浓的汤分给乡亲们喝。但是,吃了很多鹿肉的老大、老二没有把身子补好,反而喝了鹿头汤的人,却个个觉得全身发热,手脚有了使不完的劲,人也强壮了。后来人们猜测可能是鹿角起了作用。以后,人们反复试了几次,证明嫩鹿角确实有滋补身子的功效。因为嫩鹿角上长有很多茸毛,大家就把这种大补药叫作"鹿茸"了。

【性味归经】

性温,味甘、咸,归肾、肝经。

【功效主治】

温肾益精:用于肾阳虚、精血不足所致的畏寒肢冷、阳痿早泄、梦遗滑精、宫冷不孕、小便频数、腰膝酸痛、头晕耳鸣、精神疲乏,以及妇女冲任虚寒所致的崩漏带下等。

温补内托:用于疮疡久溃不敛,阴疽疮肿内陷不起,通过补阳气、益精血而达到温补内托的目的。

【使用方法】

煎服:单味文火慢煎,饮汁食渣,或者将煎取汁液加入其他药汁中同服。一般用量2~5克。

研末:将鹿茸烘干研末,用开水冲服,每次1~2克,每日1次。

药膳:可单味隔水炖服,或与其他食材如牛肉、乌骨鸡等炖服,还可与粳米同煮成粥服用。

含服:鹿茸切薄片,取2片于口中含化嚼食服用。

泡酒:鹿茸切薄片浸入适量优质白酒中,浸泡数月后饮酒。

泡茶:鹿茸切成薄片,每次取5片,用沸水冲泡,加盖闷数分钟,趁热温服,至淡而无味时咀嚼服渣,每日1次。

丸散剂:鹿茸烘干研末与其他药味混合加工制成丸散剂。

【药理作用】

鹿茸可以提高机体的功能,改善睡眠和食欲,并能降低肌肉的疲劳。此外,鹿茸还具有抗衰老、抗应激、促进骨折愈合、影响氮素及糖类的代谢、促进血细胞特别是红细胞的新生、兴奋离体肠管及子宫、增强肾的利尿功能等作用。大剂量鹿茸精(鹿茸提取物)使心缩幅度缩小,心率减慢,并使外周血管扩张,血压降低;中等剂量引起离体心脏活动显著增强,心收缩幅度变大,并使心率加快,输出量增加;对衰弱的心脏其强心作用特别显著,对节律不齐的离体心脏可使节律恢复,同时使心脏收缩加强。鹿茸精口服时对伴有低血压的慢性循环障碍,可使脉搏充盈,血压上升,心音变得更有力。

【药膳验方】

1. 鹿茸酒

组成:鹿茸 40 克,50 度以上的优质白酒 1000 毫升。

制法:鹿茸洗净烘干,切成薄片,泡入白酒中,密封浸泡两周即成。

用法:每日服 25～50 毫升。酒饮完后可再加入 1000 毫升白酒浸泡,复饮完后,嚼食鹿茸片,每日 2 片。

功效:温肾益精。

主治:肾阳虚、精血不足所致的畏寒肢冷、阳痿早泄、梦遗滑精、宫冷不孕、小便频数、腰膝酸痛、头晕耳鸣、精神疲乏,以及妇女冲任虚寒所致的崩漏带下等。

2. 鹿茸粥

组成:鹿茸 2 克,粳米 50 克。

制法:鹿茸洗净,切成薄片。粳米淘洗干净。将鹿茸片与粳米一同放入砂锅熬制成粥。

用法:早晚餐分食。

功效:温肾益精,健脾养胃。

主治:肾阳虚、精血不足所致的畏寒肢冷、阳痿早泄、梦遗滑精、宫冷不孕、小便频数、腰膝酸痛、头晕耳鸣、精神疲乏等,脾胃虚弱所致的倦怠乏力、面色少华、月经量少等。

3. 鹿茸粉

组成:鹿茸片30克。

制法:每年约在7月下旬,用锯茸法采集鹿茸,以酒精灯火燎焦茸毛、刮净,用布带扎缠,用热酒从底部徐徐渗入,以灌满润透为度,然后切片,压平,晒干。将干燥的鹿茸片,研成细末,瓶装备用。

用法:每日2次,每次1克,以温酒送服。

功效:温肾阳,益精髓,健脑祛颤。

主治:老年震颤麻痹综合征,尤其适用于肾阳虚弱型患者。

4. 什锦鹿茸羹

组成:鹿茸片1.5克,水发海参10克,大虾10克,水发干贝5克,火腿5克,水发口蘑、冬笋、黄酒、味精、盐、湿淀粉、鸡油、汤各适量。

制法:将海参、口蘑、大虾、火腿、冬笋切成小方丁,撕开干贝,用开水烫海参、大虾后,控干水分。锅内放汤,加盐、黄酒、大虾、海参、干贝、火腿、口蘑、冬笋,烧开后,放入味精、鹿茸片,用湿淀粉勾芡,淋上鸡油,装入汤碗内即可。

用法:佐餐食用。

功效:壮阳益精,滋阴补肾。

主治:肾虚所致的勃起功能障碍、遗精、骨质疏松症等。

5. 鹿茸丹参膏

组成:鹿茸 20 克,丹参 200 克,红参 25 克,蜂蜜 1500 克。

制法:将鹿茸和红参慢火焙干,共研细粉。丹参加适量水煎两次,二汁混合,加入鹿茸、红参细粉,调入蜂蜜,小火熬制成膏。

用法:每日上下午各 1 次,每次 2 匙,温开水冲服。

功效:温阳活血。

主治:肾阳虚所致的畏寒肢冷,阳痿早泄,梦遗滑精,宫冷不孕,小便频数,腰膝酸痛,头晕耳鸣,精神疲乏等。

6. 鹿茸炖乌骨鸡

组成:乌骨鸡 250 克,鹿茸 3 克,怀山药 30 克。

制法:将鹿茸、怀山药洗净;乌骨鸡肉去皮,洗净切块,放至滚水中煮 5 分钟,取出过冷。把全部用料放入炖盅内,加开水适量,盖好盅盖,隔滚水小火炖 2～3 小时即成。

用法:趁热食用。

功效:温肾壮阳,收敛止带。

主治:肾阳不足所致的腰膝酸软,头晕耳鸣,畏寒肢冷,带下清稀、绵绵不断,小便频多等。

7. 鹿茸烧甲鱼

组成:甲鱼 1 只(约重 600 克),鹿茸片 1 克,山药 10 克,调料适量。

制法:甲鱼宰杀后,去甲、头、爪、内脏,洗净,用酱油浸泡入味,入热猪油锅内炸至金黄色,捞出,置碗内。锅内留油,入葱、姜、花椒制成调味油,倒入甲鱼碗内,再加黄酒、酱油、味精、鸡汤、白糖、鹿茸片、山药,上屉蒸熟,取出,滗出原汤,将汤烧开,淋入湿淀粉勾芡,撒上香菜,倒入甲鱼碗内。

用法:食肉饮汤,分早晚各服 1 次。

功效:温补脾肾,固摄冲任。

主治:脾肾阳虚所致的腰膝冷痛,慢性腹泻,体质虚弱,病后失调等。

8. 鹿茸猪膀胱汤

组成:鹿茸 6 克,白果仁、淮山药各 30 克,猪膀胱 1 具。

制法:将膀胱洗净,把鹿茸、白果、山药捣烂后装入膀胱内,扎紧膀胱口,小火炖至烂熟,放入少许精盐调味。

用法:药汤同服,隔日 1 剂,早晚分服。

功效:补肾壮阳。

主治:肾虚所致的咳嗽气喘、夜间尿频及慢性阴道炎等。

【应用注意】

阴虚阳亢者、血分有热、胃火盛或肺有痰热,以及外感热病者均禁服。

服用本品宜从小剂量开始,缓缓增加,不可骤用大剂量,以免阳升风动、头晕目赤或伤阴动血。

【保存方法】

鹿茸最易遭受虫蛀、变色。受热则茸皮裂纹或崩口,遇潮则茸皮变黑并生白斑,所以在产地加工时用盐水浸渍,或在涂敷的泥中加盐防其变臭。如遇潮湿天气,茸的皮部发胀迸裂或脱毛。可预先用黄泥涂敷外部及底部,晒至极干,悬挂通风干燥处;或用细布紧密缠裹外部,进行风晾亦可。若有虫蛀,可用烘晒方法处理。少量鹿茸片可置阴凉通风的器皿中,也可与细辛、花椒等同贮,置阴凉干燥处保存。

【鹿角胶、鹿角霜、鹿血、鹿胎、鹿肾、鹿肉】

1. 鹿角胶

鹿角胶是鹿科动物梅花鹿或马鹿的角煎熬而成的胶块。又称鹿胶、白胶,呈方片状,黄棕色或红棕色,半透明,有的上部有黄白色泡沫层,质脆,易碎,断面光亮。味微甜。可温补肾阳,补精养血,临床多用于制作膏方。

2. 鹿角霜

鹿角霜为鹿胶去胶质的角块,即熬制鹿角胶剩下的骨渣。又叫鹿角白霜。春、秋二季生产,将骨化角熬去胶质,取出角块,干燥。古代在制取鹿角霜的过程中,有不提出胶质者,也有加入其他辅料药者。功效同鹿角胶但功力稍弱。

3. 鹿血

鹿血为鹿血的干燥品,宰鹿时取血风干,成紫棕色片状,称作鹿血片,也可将鹿血放入白酒内,制成30%的鹿血酒。益肾养血,补精生髓。

4. 鹿胎

鹿胎为鹿科动物梅花鹿或马鹿的胎兽及胎盘。又叫鹿胎衣、鹿胎盘、全鹿胎。采集时将妊娠母鹿剖腹,取出胎兽及胎盘,除尽残肉、油脂,置烤炉内烤至干透。温肾壮阳,补虚生精,可用于肾阳虚寒,治男女不孕不育,虚劳乏力。

5. 鹿肾

鹿肾又叫鹿冲、鹿鞭、鹿茎筋、鹿阴茎、鹿冲肾,即鹿的阴茎和睾丸。宰鹿后,割取阴茎和睾丸,除净残肉及油脂,固定于木板上风干,再用温水浸润,切片,晒干或烘干,即鹿肾片;将鹿肾片置炒热的沙子中,炒至松泡取出,筛去沙子,碾粉,即成鹿肾粉。温肾壮阳,增强性功能,治疗阳痿早泄,性欲减退。

6. 鹿肉

鹿肉为鹿科动物梅花鹿或马鹿的肉。鹿宰杀后,去内脏及外皮,剔骨,取肉鲜用。可温补气血,补肾益髓,治疗肾虚阳痿早泄,产后缺乳。为冬季温补佳品,人工饲养鹿肉可以允许上餐桌。

二、补肾壮阳妙药——巴戟天

巴戟天为茜草科植物巴戟天的干燥根。为临床常用的补肾壮阳中药。

【趣闻传说】

古代某官人,婚后阳痿,续娶了二房姨太,一直膝下无子。后经当地一位名医指点,连续服用了三个月的巴戟天药酒,不但举阳坚硬,射精增多,生有一儿一女,而且腰膝疼痛也痊愈了,古人认为此药能够戟刺天宦阳痿之人,使之阳兴有嗣,故名巴戟天。凡草木至冬,莫不随天地肃杀之气而凋零,而巴戟天却与天相戟、凌寒不凋,故又有"凋草"之称。

【性味归经】

性微温,味甘、辛,归肝、肾经。

【功效主治】

补肾助阳:用于肾阳虚所致的腰膝酸软、头晕耳鸣、畏寒肢冷、带下清稀量多、小便频多、阳痿、滑精、宫冷不孕等。

强筋骨,祛风湿:用于风湿所致的腰膝疼痛、行走不利、腰膝酸软、畏寒肢冷等。

【使用方法】

生用或制用:巴戟天鲜品拣去杂质,用热水泡透后,趁热抽去木心,切段,晒干,此为生巴戟天。取甘草,捣碎,置锅内加水煎汤,捞去甘草渣,加入拣净的巴戟天,煮至松软能抽出木心时(此时余汤不宜多),取出,趁热抽去木心,晒干(每 50 千克巴戟天,用甘草 3200 克),此为制巴戟天。前者偏于强筋骨,祛风湿;后者增强补益作用。

盐制:取拣净的巴戟天,用盐水拌匀,入笼蒸透,抽去木心,晒干(每 50 千克巴戟天,用盐 1000 克,加适量开水化开澄清),盐制巴戟天多用于补肾助阳,强筋健骨。

酒制:取巴戟天段,加黄酒拌匀,闷润至吸尽,置热锅内,用文火炒至表面呈黄色为度,取出,放凉。每 100 千克巴戟天,用黄酒 12 升。酒制巴戟天有增强温肾壮阳,强筋骨,祛风湿的作用。

药膳:可入菜肴,与其他食材如鸡、鸭等烹调后食用,或煎取汁液与粳米同煮为粥。

丸散剂:巴戟天烘干研粉与其他药粉混合加工制成丸散剂。

泡酒:巴戟天浸入适量优质白酒中,浸泡数月后饮酒。

【药理作用】

巴戟天有促进体重增加、抗疲劳、提高免疫力、抗炎、升高白细胞、抗应激等作用。

【药膳验方】

1. 巴戟熟地酒

组成:巴戟天 60 克,熟地黄 45 克,枸杞子 30 克,制附子 20 克,甘菊花 60 克,蜀椒 30 克,白酒 1500 毫升。

制法:将上述 6 味药材一起捣为粗末,放入干净的器皿中,倒入白酒浸泡,密封;5 日后开取,过滤去渣用。

用法:每日早晚各 1 次,每次 15 毫升。将酒温热空腹服用。

功效:补肾壮阳,强壮养颜。

主治:肾阳不足、精血亏虚所致的腰膝酸软、头晕耳鸣、畏寒肢冷、带下清稀量多、小便频多、阳痿、滑精、宫冷不孕等。

2. 巴戟天牛肾粥

组成:牛肾 1 个,巴戟天 20 克,猪苓 20 克,粳米 100 克。

制法:将牛肾去筋膜及腰臊,切碎。巴戟天与猪苓切片,装入布袋。粳米淘洗干净后与牛肾、药袋同入锅中,加水适量成稠粥,粥成时去药袋即成。

用法:早晚分食。

功效:温肾利水。

主治:肾阳不足所致的腰膝冷痛,畏寒怕冷,阳痿早泄等。

3. 巴戟天炖牛肚

组成:巴戟天 20 克,牛肚 300 克,黄酒、生姜、葱、精盐、鸡精、鸡油、胡椒粉各适量。

制法:将巴戟天洗净;生姜切片,葱切段;牛肚反复冲洗干净,切 2 厘米宽、4 厘米长的段。将巴戟天、牛肚、生姜、葱、黄酒同放炖锅内,加水 800 毫升,置大火烧沸,再用小火炖煮 30 分钟,加入精盐、鸡精、鸡油、胡椒粉即成。

用法:佐餐食用。

功效:补虚损,益脾胃,温肾阳,强筋骨。

主治:脾肾阳虚所致的精神疲乏、腰膝酸软、四肢不温、食欲缺乏、头发早白、小便频数、夜尿多、遗精、遗尿、易骨折、骨质疏松症等。

4. 巴戟汤

组成:巴戟天 90 克,制附子、五加皮各 60 克,川牛膝、石斛、炙甘草、萆薢各 45 克,白茯苓、防风各 30 克。

制法:上述诸药共研粉末,每 15 克一袋制成小药包。每服 15 克,生姜 3 片,水 1.5 盏,煎至 1 盏,去渣,空腹温服。

用法:将一小药包放入砂锅中,加水 500 毫升,大火煮沸后改小火煮 20 分钟,弃药袋饮汁,每日 1 剂,趁热服用。

功效:强筋骨,祛风湿。

主治:风湿入侵所致的腰膝疼痛、行履艰难、腰膝酸软、畏寒肢冷等。

5. 巴戟天羊肉汤

组成:巴戟天 20 克,陈皮 10 克,羊肉 500 克,精盐适量。

制法:巴戟天、陈皮和羊肉分别洗干净,羊肉切块,将原料一齐放入瓦煲内,加适量清水,猛火煲至水沸,改中火继续煲约 3 小时,加入少许精盐调味即可。

用法:佐餐食用,每日 1～2 次。

功效:健脾补肾,益气补血。

主治:脾肾阳虚所致的精神疲乏、腰膝酸软、食欲缺乏、头发早白、小便频数、夜尿多、遗精、遗尿等。

6. 巴戟牛膝丸

组成:巴戟 45 克,川牛膝 90 克,羌活、桂心、五加皮各 45 克,杜仲 60 克,干姜 45 克,蜂蜜适量。

制法:上述诸药捣为末,调入蜂蜜,捣 200～300 杵,制成梧桐子大药丸。

用法:每服 3 粒,食前温酒饮下。

功效:强筋骨,祛风湿。

主治:风湿所致的腰膝疼痛、行走不利、腰膝酸软、畏寒肢冷等。

【应用注意】

阴虚火旺及有湿热之证禁服。

【保存方法】

家庭贮藏时应避免潮气的侵入,否则易发霉。如遇发霉,切忌用水洗,宜在阳光下晒后,用毛刷刷去霉点。夏季应经常检查和翻晒。

三、"沙漠人参"——肉苁蓉

肉苁蓉为列当科植物肉苁蓉或管花肉苁蓉的干燥带鳞

叶的肉质茎。有"沙漠人参"的美誉。

【趣闻传说】

南北朝著名医药学家陶弘景谓："言是野马精落地所生，生时似肉，以作羊肉羹，补虚乏极佳，亦可生啖。"到了春天，肉苁蓉便以圆柱般的体态，外披金黄鳞甲，纵任不拘，破土而出，从容舒缓地生长。这时其质如肉，色白甜脆，可以啖食，故人们将它称作肉苁蓉。

史学家刘贡父请苏东坡等文人学士喝酒，苏东坡的弟子有事找他回家，苏东坡便起身告辞，此刻刘贡父正喝得高兴，意欲挽留，笑曰："幸早里，且从容。"苏东坡不假思索，答道："奈这事，须当归。"在座宾客们听这般对答，都称赞他们两位才智过人，出口成对。刘贡父的出句表面的意思是时间还早，不要着急，句中包含了三味水果和一味中药，即杏、枣、李和苁蓉。答句的意思是怎奈这事，必须我回去处理，六字也含三果一药，即奈（苹果的一种）、蔗、柿和当归。答句显现出了苏东坡信手拈来的才智。

【性味归经】

性温，味甘、咸，归肾、大肠经。

【功效主治】

补肾助阳：用于肾阳不足所致的腰膝酸软、头晕耳鸣、畏寒肢冷、小便频多、阳痿、滑精、宫冷不孕、月经不调等。

润燥滑肠：用于肠燥津枯所致的大便干结，尤宜于伴有腰膝酸软、耳鸣等。

【使用方法】

煎服:单味文火慢煎,饮汁;或者配伍其他药味一同煎服,一般用量 10~15 克。

研末:将肉苁蓉配伍其他药味烘干研末,用温开水或者黄酒送服。

药膳:可入菜肴,与其他食材如鸡、羊肉、牛肉等烹调后食用,或煎取汁液与粳米同煮为粥。

丸散剂:肉苁蓉烘干研粉与其他药粉混合加工制成丸散剂。

泡酒:肉苁蓉浸入适量优质白酒中,浸泡 1 个月后饮酒。

【药理作用】

肉苁蓉有促进体重增长、增强体液及细胞免疫、调节内分泌、促进代谢、抗衰老,以及促进排便等作用。

【药膳验方】

1. 苁蓉羊肉粥

组成:肉苁蓉 15 克,羊肉 50 克,粳米 100 克,葱花、生姜末、精盐、胡椒粉各适量。

制法:将肉苁蓉放锅内煮 30 分钟,滤渣取汁。将羊肉洗净,切成薄片,粳米淘洗干净,一同入锅中,加入清水、药汁、葱花、生姜末、胡椒粉、精盐,煮成稠粥。

用法:早晚分食。

功效:补肾壮阳,润肠通便。

主治:肾阳虚衰所致的腰膝冷痛,小便频数,夜间多尿,以及平素体质羸弱,恶寒怕冷,四肢不温,性欲低下等。

2. 苁蓉烧饼

组成:肉苁蓉(去皮)100克,羊肉500克,干姜15克,诃子10克,胡椒、荜茇、面粉各适量。

制法:把肉苁蓉、干姜、诃子、胡椒、荜茇等去净杂质,共捣为细末,过筛,取细粉末。羊肉洗净,切成小块,与上药末共剁细,混合均匀为馅心。面粉加水揉成面团,切成小块状,制成饼皮,加馅心做成饼,烧至两面金黄色,熟透即可食用。

用法:当早点,随意食用。

功效:温肾壮阳,强壮精神。

主治:肾阳不足所致的腰膝酸软、头晕耳鸣、畏寒肢冷、小便频多、阳痿、滑精、宫冷不孕、月经不调、痛经等。

3. 苁蓉肉片

组成:肉苁蓉30克,猪瘦肉250克,大蒜、香葱、淀粉、精制植物油、精盐、味精各适量。

制法:将大蒜、香葱洗净切成细末,猪肉切薄片洗净,肉苁蓉煎浓汁。将苁蓉汁加入适量淀粉和猪肉片混合勾芡。炒锅上火,放油烧热,加入葱花、大蒜煸香,再倒入混合的猪肉片,加入精盐、味精,炒至嫩熟出锅即成。

用法:当菜佐餐,随意食用。

功效:温肾壮阳,补益气血。

主治:肾阳不足、气血亏虚所致的腰膝酸软、头晕耳鸣、畏寒肢冷、失眠健忘、食欲缺乏、心悸胸闷、小便频多、阳痿、滑精、痛经等。

4. 苁蓉炖公鸡

组成:肉苁蓉30克,小公鸡1只,黄酒、精盐各适量。

制法:将小公鸡宰杀,去毛及肠杂,洗净切成块。肉苁蓉洗净滤干,放入纱布袋内,扎紧袋口,与鸡肉共入砂锅内,加入黄酒和清水适量,用旺火烧开后转用小火慢炖,至鸡肉熟烂,加入精盐调味即成。

用法:当菜佐餐,随意食用。

功效:温肾壮阳,补益气血。

主治:肾阳不足、气血亏虚所致的腰膝酸软、头晕耳鸣、畏寒肢冷、失眠健忘、食欲缺乏、心悸胸闷、小便频多、阳痿、滑精、痛经等。

5. 苁蓉虫草炖乳鸽

组成:肉苁蓉 10 克,冬虫夏草 2 克,酸枣仁 10 克,乳鸽 2 只,火腿肉、水发冬笋、水发香菇、鲜汤、生姜、葱白、胡椒粉、精盐、黄酒各适量。

制法:将乳鸽宰杀,去头、爪,切成小块,在沸水中焯一下捞出。冬虫夏草用温水洗净,放入碗中,加黄酒少许,隔水蒸炖 1 小时。酸枣仁、肉苁蓉洗净。冬笋、火腿切成片。汽锅中放入鸽块、火腿片、冬笋片、香菇,表面盖冬虫夏草、酸枣仁、肉苁蓉,然后加少许鲜汤、精盐、黄酒、葱白,上笼蒸 1 小时左右,直至鸽肉酥烂,去枣仁、肉苁蓉即成。

用法:当菜佐餐,随意食用。

功效:温肾壮阳,宁心安神。

主治:肾阳不足、心血亏虚所致的腰膝酸软、头晕耳鸣、畏寒肢冷、失眠健忘、食欲缺乏、心悸胸闷、小便频多、阳痿、滑精、痛经等。

6. 肉苁蓉黄鳝

组成:肉苁蓉、制何首乌各 9 克,黄芪 6 克,黄鳝 500 克,生姜 25 克,葱段 25 克,精盐、米酒、精制植物油各适量。

制法:将肉苁蓉、制何首乌、黄芪用 5 碗水熬制成 2 碗(约需 50 分钟),滤汁水。炒锅上火,放油烧热,放入生姜片、葱段,再放入切成段的黄鳝、精盐,淋入少许米酒,煸炒。然后将炒香的黄鳝倒入中药汤汁中,炖 30 分钟即成。

用法:当菜佐餐,随意食用。

功效:补肾益精。

主治:肾精亏虚所致的精神疲惫、不孕不育等。

7. 肉苁蓉狗肉粥

组成:肉苁蓉 20 克,松子仁 20 克,狗肉块 50 克,粳米 50 克,蜂蜜 20 克。

制法:将肉苁蓉、松子仁洗净,晒干或烘干研成粉,煎药汁,去渣,与洗净的狗肉块、粳米煮成粥,加蜂蜜即成。

用法:早晚分食。

功效:温肾利水。

主治:肾阳不足所致的畏寒怕冷,四肢不温,性功能障碍等。

【应用注意】

胃弱便溏者忌服。

阴虚火旺者忌服。

火盛便闭、心虚气胀忌服。

【保存方法】

肉苁蓉由于味甜、肉性,夏季吸潮后易发霉和虫蛀。如发现受潮,应置日光下暴晒,凉透后包好密封。若有霉点,可用清水洗刷洁净,晒干。少量可放于石灰缸内防潮贮存。大量的最好用木箱密封贮存;咸苁蓉在产地已用盐渍,故耐保存。但其缺点是容易吸湿返潮而霉烂。因此,必须贮存在干燥、低温处,最好是放冷库或冰箱中度夏,且应经常检查。

四、壮阳祛痹神药——仙茅

仙茅为石蒜科植物仙茅的干燥根茎。久服益精补髓,增添精神,故有仙茅之称。

【趣闻传说】

古代《续传信方》一书中编录有西城婆罗门僧献给唐玄宗服用的一个秘方——仙茅方。据说此方可治五劳七伤,也可明目,而且能强筋健骨。后来唐明皇服后确实有效,因此作为宫廷秘方。由于安史之乱,宫中方书流散,才流传于世。至今,我国江南仍称仙茅为婆罗门参,言其滋补功效如同人参。

【性味归经】

性热,味辛,有小毒,归肾、肝、脾经。

【功效主治】

补肾助阳:用于肾阳虚衰所致的腰膝酸软、头晕耳鸣、畏寒肢冷、带下清稀量多、小便频多、阳痿、滑精、宫冷不孕等。

强筋骨,祛寒湿:用于寒湿痹证见心腹冷痛、四肢拘急、行走不利、筋骨痿软、畏寒肢冷等。

【使用方法】

煎服:配伍其他药味一同煎服,一般用量 10～15 克。

酒制:取净仙茅与黄酒 10∶1 拌匀,润透后,置锅内文火微炒至干,取出,晾干。酒制仙茅有增强温肾强筋的作用。

药膳:可与其他食材如鸡、羊肉、牛肉等烹调。

丸散剂:仙茅烘干研粉与其他药粉混合加工制成丸散剂。

泡酒:仙茅浸入适量优质白酒中,浸泡 1 个月后饮酒。

外用:新鲜仙茅捣烂外敷或者干品煎汁外涂,用于治疗痈疽火毒。

【药理作用】

仙茅具有调节免疫、抗氧化、保肝、抗高血糖、抗骨质疏松、抗炎、抗惊厥、镇静催眠和抗应激等作用。

【药膳验方】

1. 仙茅鸡肉粥

组成:仙茅 10 克,金樱子 15 克,鸡肉 100 克,粳米 100 克,盐、葱段、姜片各适量。

制法:鸡丝切细,与葱段、姜片一同放入砂锅中,加适量水,大火煮沸后改小火炖 20 分钟,捞出葱姜。将仙茅、金樱子用纱布包好,放入锅中同炖,待鸡肉烂后,取出药包,放入洗净的粳米,共煮成粥,加入盐调味即成。

用法:早晚餐分食。

功效:温肾健脾。

主治:肾阳不足所致的腰膝酸软、头晕耳鸣、畏寒肢冷、带下清稀量多、小便频多、阳痿、滑精、宫冷不孕等。

2. 仙茅酒

组成:仙茅 30 克,淮山药 30 克,益智仁 20 克,白酒 1000毫升。

制法:将上述 3 味药材一起捣为粗末,放入干净的器皿中,倒入白酒浸泡,密封。10 日后开取,过滤去渣用。

用法:每日早晚各 1 次,每次 15 毫升。将酒温热空腹服用。

功效:补肾壮阳。

主治:肾阳不足所致的腰膝酸软、头晕耳鸣、畏寒肢冷、带下清稀量多、小便频多、阳痿、滑精、宫冷不孕等。

3. 仙茅散

组成:仙茅 100 克,党参 30 克,阿胶 200 克,糯米粉200 克。

制法:仙茅放入米泔水中浸 3 天,取出晒干,文火炒至微黄。糯米粉文火炒至微黄,备用。将仙茅、党参、阿胶焙干共研细末,与糯米粉混合备用。

用法:每服 20 克,空腹服,温开水调服。

功效:补心肾,定喘下气。

主治:心肾不足所致的气短气喘、心悸胸闷、失眠健忘、耳聋耳鸣、腰膝酸软等。

4. 仙茅丸

组成:仙茅 150 克,苍术 150 克,枸杞子 150 克,车前子

60 克,白茯苓、茴香、柏子仁各 40 克,生地黄、熟地黄各 20 克,优质白酒适量。

制法:仙茅放入淘糯米水中浸 5 天,取出刮锉,阴干。另将苍术放入淘米水中浸 5 天,取出刮皮,焙干。将制过的仙茅、苍术与枸杞子、车前子、白茯苓(去皮)、茴香(炒)、柏子仁(去壳)、生地黄(焙)、熟地黄(焙)一起研成细末,加酒煮糊做成丸子,如梧桐子大。

用法:每服 6 丸,饭前服,温酒送下。一日服 2 次。

功效:温肾壮阳,强壮筋骨,乌发明目。

主治:肾阳不足所致的阳痿、腰膝冷痛、老年遗尿、胃腹冷痛、食欲缺乏等。

5. 仙茅虾仁煲

组成:仙茅 50 克,虾仁 50 克,植物油、黄酒、葱、姜、精制盐各适量。

制法:仙茅洗净,切碎;虾仁洗净。将仙茅、虾仁同入炖锅,加入植物油、黄酒、葱、姜,急火煮开 3 分钟,改文火煲 1 小时,出锅前加入精制盐调味即成。

用法:佐餐食用。

功效:温肾健脾止泻。

主治:脾肾阳虚所致的五更泄泻、尿频、水肿、倦怠乏力、小便清长等。

6. 二仙狗肉

组成:狗后腿肉 1000 克,仙茅 20 克,仙灵脾 20 克,精制油、葱段、姜片、红辣椒、酱油、精盐、白糖、胡椒粉各适量。

制法:将仙茅、仙灵脾加水煎煮 2 次,提取浓缩汁 60 毫升,备用。将狗肉洗净,放入沸水锅中氽一下,捞出切成大块,在精制油锅中炸呈现金黄色,捞出备用;另取一只砂锅,把葱段、姜片、红辣椒等调料放入锅底,再放入狗肉块,加药液及酱油、精盐、清汤,用大火烧沸,改用小火炖至狗肉熟烂,加入白糖后再焖5分钟,撒上胡椒粉即可装盘。

用法:当菜佐餐,随意食用。

功效:温补脾肾,散寒止泻。

主治:脾肾两虚所致的面黄无华、久泻乏力、怕冷肢凉等。

【应用注意】

凡阴虚火旺者及实热者忌服。

【保存方法】

贮存于干燥处,严防受潮霉变。

五、中药"伟哥"——淫羊藿

淫羊藿为小檗科植物淫羊藿、箭叶淫羊藿、柔毛淫羊藿或朝鲜淫羊藿的干燥叶。被现代人称为"中药伟哥"。

【趣闻传说】

相传,古代四川北部王家寨有一对夫妻,以牧羊为生。这对老夫妇发现,大青山上生长的一种草,羊特别喜欢吃。吃了这种草后生育能力比其他地方的羊要强许多。于是,他们采了这种草,让无子嗣的夫妇服用。这些夫妇服后不仅感到身体和精神比原来强健,而且大多都有了孩子。这种草叶子边呈锯齿状,叶背面长有柔毛,形状很像豆叶,因古代称豆叶为"藿",羊吃了会不断交配,人们就把此草称为"淫羊藿"。

【性味归经】

性温,味辛、甘,归肝、肾经。

【功效主治】

补肾助阳:用于肾虚阳痿、遗精早泄、腰膝痠软、肢冷畏寒等。

强筋骨,祛风湿:用于风湿痹痛偏于寒湿者,症见四肢拘挛麻木、胸腹冷痛、筋骨痠软等。

【使用方法】

煎服:配伍其他药味一同煎服,一般用量 10～15 克。

药膳:可与其他食材如鸡、羊肉、牛肉等烹调制成药膳。

丸散剂:淫羊藿烘干研粉与其他药粉混合加工制成丸散剂。

泡酒:淫羊藿浸入适量优质白酒中,浸泡数月后饮酒。

【药理作用】

淫羊藿具有延缓衰老、降血压、降血糖、降血脂、改善脑缺血缺氧、降低血液黏度、抑制体外血栓形成、刺激骨髓 DNA 的合成、增加外周血白细胞及骨髓造血干细胞的数量、提高免疫力、对抗抗癌药物的不良反应、促进骨骼生长、预防骨质疏松、性激素样作用、抗炎、抗病毒、抗肿瘤等作用。

【药膳验方】

1. 淫羊藿酒

组成:淫羊藿 250 克,优质白酒 1000 毫升。

制法:将淫羊藿放入干净的器皿中,倒入白酒浸泡,密封。7 日后即可开封饮用。

用法:每日早晚各 1 次,每次 15 毫升。将酒温热空腹服用。

功效:补肾壮阳。

主治:肾阳不足所致的腰膝冷痛、头晕耳鸣、畏寒肢冷、带下清稀量多、小便频多、阳痿、滑精、宫冷不孕等。

2. 淫羊藿散

组成:淫羊藿 100 克,威灵仙 100 克,川芎 100 克,桂枝 100 克,苍耳子 100 克。

制法:上述诸药共研细末,装瓶备用。

用法:每服 10 克,温酒或温开水送服,每日 2 次。

功效:祛风除湿,温肾助阳。

主治:风寒湿痹证所致的疼痛游走不定、四肢拘急困重、肢体麻木、腰膝冷痛等。

3. 淫羊藿丸

组成:淫羊藿 250 克,煅牡蛎、覆盆子各 150 克,蜂蜜适量。

制法:上述诸药烘干同研成细末,调入蜂蜜,捣 200~300 杵,制成如梧桐子大药丸。

用法:每服 5 粒,淡盐水送服,每日 2 次。

功效:固肾摄精。

主治:肾虚不固所致的尿频、遗尿、遗精、滑泄、腰膝酸软、耳聋耳鸣等。

4. 淫羊藿归胶汤

组成:淫羊藿 15 克,当归 10 克,鹿角胶 10 克。

制法:将淫羊藿和当归同入砂锅,加水 500 毫升,煎取汁液 200 毫升,二煎加水 300 毫升,取汁 200 毫升,二汁混合倒回砂锅,加入鹿角胶,文火至鹿角胶烊化。

用法:每日 1 剂,上下午分服。

功效:温肾阳,强筋骨。

主治:肾阳虚所致的腰膝冷痛、头晕耳鸣、畏寒肢冷、带下清稀量多、小便频多、阳痿、滑精、宫冷不孕等。

5. 淫羊藿雏鸽汤

组成:淫羊藿 20 克,雏鸽 2 只,鸡汤 1250 毫升,精盐、白糖、黄酒、葱、生姜、胡椒粉、麻油各适量。

制法:将雏鸽去毛,开膛洗净。每只剁为 4 块,入沸水锅中烫透捞出,洗去血沫,备用。淫羊藿用温水洗净。将鸽块盛放在盘子里,放入葱段、生姜片,加入鸡汤和淫羊藿,上笼蒸 1.5 小时左右,取出拣去葱、生姜、淫羊藿,加入调料,调好味,淋上麻油即成。

用法:佐餐食用。

功效:补肾强筋。

主治:肾虚所致的腰膝酸软、耳聋耳鸣、气喘乏力、性功能障碍、性欲冷淡、不孕不育等。

6. 淫羊藿车前草茶

组成:淫羊藿 5 克,车前子 6 克,红茶 3 克。

制法:淫羊藿拣去杂质,切碎,与洗净的车前子及红茶同入杯中,用沸水冲泡后,加盖闷5分钟即成。

用法:代茶,频频饮用,一般可冲泡3~5次,当日饮完。

功效:温补肾阳,利尿消肿。

主治:肾阳不足所致的畏寒肢冷,阳痿早泄。

7. 淫羊藿炖羊肾

组成:淫羊藿20克,羊肾1对,精盐、味精、胡椒粉、麻油各适量。

制法:将羊肾剖开,洗净。淫羊藿洗净切片,与羊肾一同放入锅内,加适量清水,先用大火烧开,再用小火炖煮30分钟,待羊肾熟烂后,去淫羊藿,加入精盐、味精和胡椒粉调味,淋上麻油即成。

用法:当菜佐餐,随意食用。

功效:温补肾阳。

主治:肾阳不足所致的畏寒肢冷,阳痿早泄。

8. 淫羊藿炖鲨鱼肉

组成:淫羊藿15克,怀牛膝15克,人工养殖的鲨鱼肉250克,酱油、精盐、白糖、八角、料酒、姜片、葱段、味精、麻油各适量。

制法:将淫羊藿除去粗梗及杂质,晒干,切碎。将牛膝洗净,晒干,切碎,与淫羊藿同装入纱布袋中。将洗净后的鲨鱼肉切成小块,与药袋同入锅中,加水适量,煨炖40分钟后,取出药袋,在锅中加入酱油、精盐、白糖、八角、料酒、姜片、葱段等调料,待收干汤汁时加入味精、麻油,再烧沸即成。

用法:佐餐当菜,随意食用。

功效:温补肾阳,强壮筋骨,补充软骨素,增加骨密度。

主治:肾阳虚型骨质疏松症。

【应用注意】

阴虚火旺及实热者忌服。

【保存方法】

淫羊藿质脆易碎,在贮藏时不可重压,以免破损。淫羊藿干后一般不易变质,但受潮易发霉,使叶子变黑。在贮藏时应勤加检查,保持干燥。

六、稀有植物——杜仲

杜仲为杜仲科植物杜仲的干燥树皮。杜仲是中国名贵滋补药材。现已作为稀有植物被列入《中国植物红皮书——稀有濒危植物(第一册)》。

【趣闻传说】

相传,在陕西华山山麓的一个小山村里,住着一户人家,儿子李厚孝为人忠厚老实,一天,六旬老母突然患病,卧床不起。李厚孝请医生诊治,可老母病情不见好转,李厚孝心急如焚。医生告诉他,华山山上长着一种灵芝草,老母吃了这个药就会好。

为了给老母治病,厚孝去华山找灵芝草,历经艰险采到了灵芝草,但是却在下峭壁的时候扭伤了腰,摔下山,晕了过去。不知过了多长时间,厚孝才醒来,但爬不起来,天快黑的时候,忽然听到了鹤叫,一位鹤发童颜的老者出现了,他慈祥地笑着,对厚孝说:"孩子,腰伤得不轻啊,待我给你医来。"说着从怀中掏出一个小葫芦,从旁边的树上剥了一块树皮,从树皮折断处,剥出细丝,塞进葫芦摇了摇,树皮化成了水,老者将其给厚孝服下,不一会儿厚孝的腰就不疼了。厚孝对老者感激万分,定要老者留下姓名,以待他日能报恩。老者指着大树吟曰:"此木土里长,人中亦平常。扶危祛病魔,何须把名扬!"说完,骑上白鹤,飘然而去。厚孝望着老人远去的背影,并不解诗中何意,立即回家,将灵芝给老母吃下,药到病除。

几天后,厚孝又来到了那棵树下,他认得这叫杜仲树。回想起当时的情景,口中喃喃念着老者留下的那四句诗——此木土里长,"木"旁放一"土"是杜,人中亦平常,"人中"是"仲",莫非杜仲树能治腰伤?厚孝恍然大悟,剥下一块树皮带回家中,正碰到有个村民扭伤了腰,厚孝把树皮煎了,病人服下,果然有效。

【性味归经】

性温,味甘微辛,归肝、肾经。

【功效主治】

补肝肾,强筋骨:用于肝肾不足所致的腰膝酸软疼痛、阳痿、尿频、小便余沥、头晕目眩,对于其他外邪所致的腰膝疼痛,亦能起到扶正固本的作用。

固冲安胎:用于肝肾不足、冲任不固所致的胎动不安、习惯性流产,伴有腰膝酸软、头晕目眩、耳聋耳鸣者尤宜。

【使用方法】

生用或制用:处方中的杜仲指生杜仲为原药材去杂质

切丝生用入药者。炒杜仲又名盐杜仲、盐水炒杜仲、炙杜仲、焦杜仲等。为净杜仲丝用盐水淋喷拌匀,待吸尽,再用文火炒至黄褐色入药者。引药走下,补肝肾、壮筋骨作用增强。杜仲炭为净杜仲丝用武火炒至黑褐色,内里丝断,存性,然后取出,用清水淋洒灭尽火星,晒干入药者。偏于止血。

煎服:配伍其他药味一同煎服,一般用量10~15克。

药膳:可与其他食材如鸡、羊肉、牛肉等烹调。

研末:杜仲研末,用温开水冲服,每日2次,每次3克,以可补肝肾、强筋骨、降血压。

丸散剂:杜仲研成细粉与其他药粉混合加工制成丸散剂。

泡酒:杜仲浸入适量优质白酒中,浸泡数周后饮酒。

【药理作用】

杜仲对血压有双向调节的功能,还有抗肿瘤、增强机体免疫功能、抗氧化、抗衰老、抗肌肉骨骼老化、抗菌、抗病毒、抗应激、降血糖、降血脂、骨细胞增殖、增进胆汁和胃液分泌、利尿、保胎、预防农药急性中毒等作用。

【药膳验方】

1. 杜仲酒

组成:杜仲15克,怀牛膝10克,补骨脂9克,红花9克,鸡血藤15克,白酒500毫升。

制法:将上述诸药研成粗末,放入干净容器内,倒入白酒,密封,浸泡10天。

用法:每次服用 15 毫升,每日 2 次,早晚服用。

功效:补肝肾,强筋骨,祛风通络。

主治:腰腿痛、风湿性关节炎等。

2. 杜仲降压汤

组成:生杜仲 12 克,桑寄生 15 克,生牡蛎 18 克,白菊花 9 克,枸杞子 9 克。

制法:上述诸药同入砂锅,加水 500 毫升,大火煮沸后改小火,取汁 200 毫升,二煎加水 300 毫升,取汁 200 毫升,二汁混合。

用法:趁热服用,每日 1 剂,上下午各服一次。

功效:补肝肾,降血压。

主治:肝肾不足所致的头晕目眩、高血压病。

3. 杜仲炖鸡

组成:杜仲、龙眼肉、黑枣、莲子、枸杞子各 15 克,母鸡 1 只(约 500 克),冰糖 20 克,精盐、胡椒粉各适量。

制法:将母鸡宰杀,去毛、内脏,洗净。莲子去皮、心。龙眼肉、黑枣、枸杞子洗净。将上述原料除枸杞子外与鸡同放在大钵内,加入冰糖、精盐和清水,上笼蒸 2 小时,再放入枸杞子,蒸 5 分钟,取出后撒上胡椒粉即成。

用法:当菜佐餐,随意食用。

功效:补肝肾,补气养血。

主治:肝肾不足、气血亏虚所致的腰膝酸软、面容憔悴等,对兼有早衰、产后或病后体虚、精神疲惫者尤为适宜。

4. 杜仲猪腰汤

组成:杜仲 15 克,怀牛膝 15 克,猪肾 1 只,黄酒、葱、姜、湿淀粉、精盐、味精、麻油各适量。

制法:将猪肾洗净,剖开,去臊腺,用清水冲洗后,切成腰花片,放入碗中,用黄酒、葱花、生姜末、湿淀粉配成的汁液抓揉均匀。炒锅上中火,放油烧至六成热,放入葱花、生姜末煸炒出香,加腰花片,急火熘炒,加黄酒、杜仲、怀牛膝及适量水,小火煮 2 小时,加入精盐、味精、麻油即成。

用法:佐餐食用。

功效:补肝肾,强筋骨。

主治:肝肾不足所致的腰膝酸软、耳聋耳鸣、头晕目眩、阳痿、尿频、骨质疏松等。

5. 猪脊羹

组成:猪脊柱骨 1 具,枸杞子 100 克,杜仲 100 克,甘草 3 克,大枣 100 克。

制法:猪脊柱骨洗净剁碎,枸杞子、杜仲及甘草用纱布包好、扎紧,与大枣同放入水锅中,大火煮沸,改用小火煎煮 4 小时至羹成。

用法:早晚分食。

功效:滋补肝肾,强壮筋骨。

主治:肝肾亏虚所致的头晕目眩,耳鸣健忘,腰膝酸痛等。

6. 砂锅杜仲甲鱼

组成:甲鱼 1 只(约重 500 克),杜仲 30 克,熟火腿肉 15 克,水发香菇 15 克,清汤、料酒、味精、葱、姜、精盐、香菜、精制油各适量。

制法:将甲鱼宰杀,掏去内脏,挖净黄油,洗净后下沸水锅中汆透,揭去背甲,刮去黑膜,剁成块。葱切成段,姜切成块,香菜切段,熟火腿切成片,水发香菇一剖两半。锅内加底油,大火烧热,下葱、姜,添清汤,放入甲鱼,大火烧开,将甲鱼和汤全部倒入砂锅内,加精盐、料酒、味精,用小火煨炖,至七八分热时添入火腿肉及香菇,炖至酥烂入味,撒上香菜段即成。

用法:当菜佐餐,随意食用。

功效:滋补肝肾,养阴壮筋骨。

主治:肝肾亏虚所致的头晕目眩,耳鸣健忘,腰膝酸痛等。

7. 核桃仁杜仲补骨脂汤

组成:核桃仁 20 克,杜仲 15 克,补骨脂 15 克。

制法:将以上 3 味入锅,加水适量,煎取浓汁约 300 毫升。

用法:每日 2 次,每次 150 毫升,温服。

功效:温补肾阳,强腰利尿。

主治:肾阳虚弱、肾气不足引起的老年前列腺肥大,症见面色㿠白,形寒肢冷,腰膝酸软,小便频数,夜间多尿,排尿不畅,尿后余沥。

8. 天麻杜仲粉

组成:天麻 150 克,杜仲 150 克。

制法:将天麻、杜仲晒干或烘干,研成细粉,瓶装备用。

用法:每日 2 次,每次 6 克,温开水送服。

功效:蠲痹去湿,止痛通络。

主治:老年痛风病发作间歇期和慢性期,症见关节肿大疼痛,功能障碍。

【应用注意】

阴虚火旺者慎服。

【保存方法】

应贮于干燥凉爽处,注意避免受潮,否则易生霉、虫蛀。

七、伤科要药——续断

续断为川续断科植物川续断的干燥根。为临床骨伤科常用中药。

【趣闻传说】

相传古时候有一个王姓医生收藏了一部秘方,山霸要他献出。王医生不肯,结果山霸乘他上山采药时打断了他的双腿,丢在山边。这个医生被村民救回家后便派家人采了一种药草煎汤服用,治好了断腿。因为这药草能续接断骨,便给它取名为"续断"。

【性味归经】

微温,味苦、辛,归肝、肾经。

【功效主治】

补肝肾,强筋骨:用于肝肾不足所致的腰膝酸软疼痛、阳痿、遗精、尿频、小便余沥、头晕目眩、须发早白等。

安胎止血:用于妇女胎动不安、胎漏、月经过多等。

续筋接骨:用于跌仆创伤、损筋折骨等。

【使用方法】

生用或制用:生续断为原药材去杂质切片生用入药。

炒续断是取续断片置锅内,用文火炒至微焦或黄色具焦斑时,取出放凉。炒续断有增强补肾强腰之功,并止崩漏。盐续断是取续断片喷淋盐水,拌匀,闷润至透,置锅内,用文火炒干,取出放凉。每续断片 100 千克,用食盐 2 千克。盐续断补肝肾作用增强。酒续断取续断片用黄酒拌匀,闷润至透,置锅内,用文火炒至微带黑色时,取出放凉。每续断片100 千克,用黄酒 10 升。酒续断有增强活血舒筋之功用。续断炭是取续断片置锅内,用武火炒至片面呈黑褐色时,喷淋清水少许,灭尽火星,取出放凉。续断炭多用于止血。

煎服:配伍其他药味一同煎服,一般用量 10～15 克。

药膳:可与其他食材如鸡、羊肉、牛肉等烹调。

研末:续断研末,用温开水冲服,每日 2 次,每次 3 克,用于补肝肾、强筋骨、降血压。

丸散剂:续断研成细粉与其他药粉混合加工制成丸散剂。

泡酒:续断浸入适量优质白酒中,浸泡数周后饮酒。

外用:续断鲜品捣烂外敷或者干品煎水外洗患处,用于治疗痈疽疮肿。

【药理作用】

续断有抗维生素 E 缺乏、抗氧化、抗菌、止血、镇痛、促进组织再生等作用。

【药膳验方】

1. 续断丸

组成:续断 15 克,杜仲 15 克,大枣肉 250 克。

制法:续断酒浸;杜仲用姜汁炒、去丝;大枣肉加适量水煮烂。将上述诸味混合,制成如梧桐子大药丸,烘干即成。

用法:每服 6 粒,以米汤送服。

功效:补肾安胎。

主治:妇人胎动不安、胎漏、习惯性流产。

2. 寿胎丸

组成:续断 15 克,菟丝子 15 克,桑寄生 10 克,阿胶 20 克。

制法:将前三味烘干研成细末,混合。阿胶烊化,调入药粉,制成梧桐子大药丸。

用法:每服 6 粒,开水送下,每日 2 次。

功效:补肝肾,强筋骨。

主治:肝肾不足所致的胎动不安、胎漏、腰膝酸软、耳聋耳鸣、遗精、阳痿、尿频、须发早白等。

3. 续断猪尾

组成:续断 20 克,杜仲 15 克,猪尾 2 条,盐、味精各适量。

制法:将续断、杜仲洗净。猪尾洗净,切段。三者一同放砂锅中,加适量水,炖至猪尾熟烂时,加盐、味精调味即成。

用法:佐餐食用。

功效:补肝肾,强筋骨。

主治:肝肾不足所致的腰痛、阳痿、遗精、陈旧性腰部损伤、腰脚痛等。

4. 续断汤

组成:续断 20 克,五加皮 10 克,鸡血藤 10 克。

制法:将上述诸药同入砂锅,加水 500 毫升,大火煮沸后

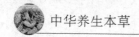

改小火煮 20 分钟,倒出汁液,再煎一次,二汁混合。

用法:每日 1 剂,每日 2 次,上下午服用。

功效:补肝肾,强筋骨,祛风通络。

主治:肝肾不足、风寒外袭所致的腰腿痛、四肢冷痛、风湿性关节炎等。

5. 续断猪肾汤

组成:续断 20 克,猪肾 1 只,黄酒、葱、姜、花椒、酱油、精盐、味精、麻油各适量。

制法:续断、葱、姜、花椒装入调料袋中备用。将猪肾洗净,剖开,去臊腺,用清水冲洗后,切成花片,放入砂锅,加入黄酒、调料袋,加适量水烧沸,用文火煮至猪肾熟,拣去调料袋,加入酱油、盐、味精、麻油即成。

用法:佐餐食用。

功效:补肝肾,强筋骨。

主治:肝肾不足所致的水肿、腰膝酸软、耳聋耳鸣、头晕目眩、阳痿、尿频、骨质疏松等。

【应用注意】——+—+—+—+—+—+—+—+—+—+—+—+—+—+—+—+—+

痢疾初起或气郁者忌服。

【保存方法】——+—+—+—+—+—+—+—+—+—+—+—+—+—+—+—+

贮藏于阴凉干燥处,防潮防霉。

八、骨折佳品——骨碎补

骨碎补为水龙骨科植物槲蕨的干燥根茎。为骨折康复的佳品。

【趣闻传说】

相传,五代十国时的后唐明宗皇帝外出围猎,突然从附近的草丛中窜出一只金钱豹,吓得皇帝身边的一位最得宠的皇妃从马上摔了下来,筋断骨裂,鲜血直流。当时,恰逢御医不在身边,皇帝急得手忙脚乱。这时,一名卫士从岩石上采来一种草药,捣烂后敷在皇妃的伤口上,起到了止血止痛的效果。后来断骨接续,断腿康复如初也用的是这种草药。明宗皇帝大喜,亲笔提名此药为"骨碎补"。

【性味归经】

性温,味苦,归肝、肾经。

【功效主治】

补肾强骨:用于肾虚所致的腰痛、耳聋耳鸣、久泻、牙齿松动等。

续伤止痛:用于跌仆闪挫、筋骨折伤、筋骨疼痛等。

【使用方法】

生用或制用:生骨碎补是取原药材,除去杂质,洗净,润透,切薄片,干燥。烫骨碎补是取净砂子置锅内,炒热,加入骨碎补片,不断翻动,烫至鼓起,取出,筛去砂子,放凉,撞去绒毛。炒骨碎补是取骨碎补片,置锅中,炒至鼓起呈老黄色,取出放凉。酒骨碎补是取烫骨碎补片,加酒拌匀,闷透,文火炒干,取出放凉。每骨碎补片 100 千克,用白酒 10 升。

酒骨碎补常用于疗伤接骨。盐骨碎补是取烫骨碎补片,加盐水拌匀,闷透,文火炒干,取出放凉。每骨碎补片 100 千克,用食盐 2 千克。盐骨碎补长于补肾健骨。砂烫骨碎补的含量高于清炒骨碎补,其外观形态亦优于清炒品。

煎服:配伍其他药味一同煎服,一般用量 10～20 克。

药膳:可与其他食材如鸡、猪肾等烹调。

研末:骨碎补研末,用温开水冲服,每日 2 次,每次 3 克,用于肾虚久泻。

丸散剂:骨碎补研成细粉与其他药粉混合加工制成丸散剂。

泡酒:骨碎补浸入适量优质白酒中,浸泡数周后饮酒或外搽。

外用:骨碎补鲜品捣烂外敷用于治疗跌打损伤、斑秃、白癜风。

【药理作用】

本品有抑制链霉素的耳毒性作用,亦有强骨、强心、降血脂、抗菌、镇静、镇痛等作用。

【药膳验方】

1. 骨碎补酒

组成:骨碎补 15 克,白酒 90 毫升。

制法:骨碎补洗净,放入干净容器内,倒入白酒,密封浸 10 日。

用法:滤取药液,涂搽患处,每日 3 次。

功效:护发生发。

主治:斑秃、脱发。

2. 盐骨碎补粉

组成:骨碎补 500 克,食盐 50 克,水 2500 毫升。

制法:先将水倒入容器中,再加入食盐搅匀,待溶化后放入骨碎补,浸泡 12 小时后焙干、研成细末。

用法:每晚睡前用淡盐水冲服 3 克。3 日为 1 个疗程,一般 1～3 个疗程基本痊愈。

功效:固肾缩尿。

主治:遗尿。

3. 骨碎补酒精浸剂

组成:骨碎补 3 克,95％酒精 100 毫升。

制法:骨碎补碾成粗末,放入 95％酒精 100 毫升中浸泡 3 日备用。

用法:用时先将足部鸡眼或疣用温水洗泡柔软,再用小刀削去外层厚皮;然后涂擦骨碎补酒精浸剂,每 2 小时 1 次,连续 4～6 次,每日至多 10 次。擦后略有痛感,几分钟可消失。

功效:化湿除疣。

主治:鸡眼、疣。

4. 骨碎补炖猪肉

组成:骨碎补 20 克,鲜猪肉 75 克,火腿 25 克,鲜汤 100 毫升,精盐、味精各适量。

制法:取净砂子置锅内,炒热,加入骨碎补片,不断翻动,烫至鼓起,取出,筛去砂子,放凉,撞去绒毛,洗净,切片。鲜猪肉、火腿洗净切片后,与骨碎补片一同放在大碗内,拌匀,倒入鲜汤,上笼蒸约 2 小时,加入精盐、味精调味。

用法:佐餐食用。

功效:补肝肾,滋阴养颜。

主治:肝肾不足所致的腰膝酸软、耳聋耳鸣、五心烦热等。

5. 骨碎补汤

组成:骨碎补 15～30 克。

制法:骨碎补放入砂锅,加水 500 毫升,大火煮沸后改小火煮 20 分钟,倒出汁液,再煎一次,二汁混合。

用法:每日 1 剂,每日 2 次,上下午服用。亦可本品同生姜同捣,外敷伤处。

功效:续伤止痛。

主治:对胸肋挫伤或筋伤骨折的疗效甚佳,为促进骨折愈合的良药。

6. 骨碎补猪骨汤

组成:骨碎补 20 克,杜仲 20 克,猪骨 500 克,葱段、姜片、料酒、精盐、味精、五香粉各适量。

制法:先将骨碎补、杜仲洗净,切片,装入纱布袋中,与洗净、砸碎的猪骨同入锅中,加水适量,用大火煮沸,加葱段、姜片、料酒、精盐各适量,转小火煨炖 1 小时,待汤汁浓稠时加五香粉、味精适量,去除药袋,即可出锅。

用法:佐餐当汤,随量服食。

功效:温补肾阳,强壮筋骨,补充钙质。

主治:肾阳虚型老年骨质疏松症。

7. 骨碎补鹿角霜粉

组成:骨碎补 200 克,鹿角霜 100 克。

制法:将骨碎补、鹿角霜共研为细末,瓶装备用。

用法：每日 2 次，每次 6 克，用黄酒送服。

功效：补肾温阳，强筋健骨。

主治：肾虚型老年性关节炎，症见起病缓慢，腰脊酸软，关节疼痛，行走不便，上下楼或蹲下站立时腰膝疼痛加重。

【应用注意】

阴虚火旺，血虚风燥慎用。

【保存方法】

放置阴凉干燥处保存。

九、补肾摄涎妙药——益智仁

益智仁为姜科植物益智的干燥成熟果实。为药食两用之品。

【趣闻传说】

相传，清朝有一秀才，一心想中举人，多年未能如愿。因此思虑过度，心神不定，失眠多梦，记忆力减退。久之肾气衰、夜尿多，每晚多者十余次，很是苦恼。他晚上索性不睡，坐在院子的草丛中，有意无意地采摘眼前植物果实，放到嘴里咀嚼。虽说辛辣稍苦，但也可口。一连几天如此。不知不觉中小便次数逐渐减少，有时还能一觉睡到天明。睡眠好了，心情也就好了，记忆力逐渐恢复，第二年中了举人。为了记住这个药草，给它起了个"益智仁"的美名。

【性味归经】

性温,味辛,归脾、肾经。

【功效主治】

补肾固精:用于肾阳不足所致的腰膝酸软、四肢不温、遗精、遗尿、宫冷不孕、小便白浊、带下清稀量多。

温脾暖胃,摄涎止泻:用于脾胃虚寒所致的脘腹冷痛、大便溏泄、流涎等。

【使用方法】

生用或制用:生益智仁为原药材除去杂质及外壳,用时捣碎。生用燥性较大,以温脾止泻,摄涎唾为主。炒益智仁是取净益智仁,置锅内,用武火炒至外壳呈焦褐色鼓起,果仁呈黄色,取出研去壳。盐益智仁是取益智仁,用盐水拌匀,稍闷,置锅内,用文火加热,炒干,取出放凉。益智仁100千克,用食盐2千克。盐制后可缓和辛燥之性,主入肾经,增强补肾缩尿涩精的作用。

煎服:配伍其他药味一同煎服,一般用量5~10克。

药膳:可与其他食材如鸡、猪肉等烹调。

研末:益智仁研末,用温开水送服,每日2次,每次2克。

丸散剂:益智仁研成细粉与其他药粉混合加工制成丸散剂。

【药理作用】

益智仁具有强心、抗癌、抗溃疡、增强免疫力、抗衰老、控制回肠收缩、抑制前列腺素等作用。

【药膳验方】

1. 益智仁粥

组成：益智仁5克，糯米50克，精盐适量。

制法：益智仁研末，糯米入砂锅，加水适量，煮至米熟粥烂，调入益智仁末，加精盐少许，稍煮片刻即成。

用法：早晚餐分食。

功效：补肾健脾。

主治：脾肾两虚所致的倦怠乏力、面色萎黄、食欲缺乏、腰膝酸软、耳聋耳鸣等。

2. 益智茯神丸

组成：益智仁、茯神各100克，远志、生甘草各250克，白酒适量。

制法：上述四味药物研成细末，调入白酒成糊状，制成如梧桐子大的药丸。

用法：每服6粒，温开水或姜汤送服，每日2次。

功效：补肾健脾，养心安神。

主治：脾肾两虚、心肾不交所致的小便赤浊、失眠健忘等。

3. 益智仁煲瘦肉

组成：益智仁、核桃仁各15克，猪瘦肉300克，精盐、酱油、猪油、味精各适量。

制法：猪瘦肉洗净，切片，放入砂锅，加入益智仁、核桃仁及适量清水，小火煨炖2小时，加入精盐、酱油、猪油、味精，炖至肉烂熟即成。

用法：当菜佐餐，随意食用。

功效：滋阴壮阳，养颜美容。

主治：脾肾两虚所致的面色无华、耳聋耳鸣、腰膝酸软等，对兼有性欲减退、疲劳综合征、畏寒肢冷者尤为适宜。

4. 益智豆腐

组成：益智仁 20 克，粳米 50 克，白糖 50 克，琼脂 10 克，蜂蜜适量。

制法：将益智仁研成细末，装入调料袋中，加水 500 毫升，文火煎至 200 毫升，去渣取汁。粳米淘洗干净，磨成浆（磨得越细越好），再用纱布过滤取汁。琼脂洗净，放入碗中，加入 100 毫升清水，上笼蒸约 20 分钟取出，用纱布滤去杂质。炒锅上火，放入琼脂汁、益智仁汁煮沸，调入白糖、蜂蜜，起锅分别倒入几只小碗中，凉凉（或放入冰箱冷却）即成益智仁豆腐，然后用小刀划成小块，或拼摆装盘。

用法：早晚餐食用。

功效：健脾补肾。

主治：脾肾两虚所致的倦怠乏力、面色萎黄、食欲缺乏、腰膝酸软、耳聋耳鸣等。

5. 益智仁白术粥

组成：益智仁 5 克，白术 6 克，糯米 50 克，细盐适量。

制法：将益智仁、白术研为细末，糯米加水煮粥，然后调入益智仁末、白术末，加细盐，稍煮片刻，待粥稠停火。

用法：早晚分食。

功效：温补脾肾，助运止泻。

主治：脾肾两虚所致的面黄无华、神疲乏力、久泻不愈、五更泄泻等。

6. 二仁炖猪脊髓

组成：核桃仁 30 克，益智仁 15 克，猪脊髓 100 克，调料适量。

制法：将猪脊髓洗净，蒸熟。核桃仁去皮、洗净，与益智仁、猪脊髓一起放入瓦罐内，盖好，隔水炖熟，加入调料即成。

用法：当菜佐餐，随意食用。

功效：补肾益精。

主治：肾精亏虚所致的精神疲惫，性功能障碍，不孕不育，早衰痴呆等。

7. 益智仁炖猪腰

组成：益智仁 20 克，猪腰 1 个，葱、姜、精盐、味精各适量。

制法：先将猪腰剖开，去除臊腺，洗净，切片，与益智仁同入锅中，加水适量，炖煮 30 分钟，加适量葱、姜、精盐、味精等调料，再炖片刻即成。

用法：吃猪腰、饮汤，1 次服完。

功效：温肾缩尿。

主治：肾阳虚弱、肾气不固引起的老年尿失禁，症见小便失禁，或夜尿频数，畏寒肢冷，腰膝酸软，面色㿠白，疲劳乏力，舌质淡，脉沉迟无力等。

8. 红参益智仁粉

组成：红参 30 克，益智仁 150 克。

制法：将红参切片，烘干，研成细粉。益智仁晒干，稍炒后去壳取仁，研成细粉，与人参粉混合均匀，瓶装备用。

用法：每日 2 次，每次 5 克，温开水送服。

功效：益气生血，健脑益智。

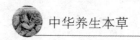

主治:气血两虚型老年性痴呆,症见面黄无华,心悸怔忡,健忘失眠,寡言少欢,神疲乏力,舌质淡,苔薄白,脉细弱等。

【应用注意】

阴虚内热及无瘀血者慎服。风寒外感、热盛者忌用。忌羊肉、羊血、芸薹菜。

【保存方法】

益智仁含挥发油,香气容易散失,同时极易生虫,因此必须装于密封容器中,置阴凉干燥处贮藏。干燥时一般不宜暴晒或高温烘烤,以免降低芳香气味。

十、益肾补肺上品——蛤蚧

蛤蚧为壁虎科动物蛤蚧除去内脏的干燥体。为肺肾双补佳品。

【趣闻传说】

蛤蚧喜欢鸣唱,雄性叫声为"蛤",雌性叫声为"蚧",人们便以声音将雄性定名为蛤,雌性定名为蚧。蛤蚧的生活习性总是对对双双,形影不离,人们习惯连称其为"蛤蚧"。令人赞叹不已的是蛤蚧终生一夫一妻,坚贞不渝。据生物学家说,它们一旦"婚配",便如漆似胶,相依为命。倘若一方遇难,另一方立即扑上营救,紧紧抓住伴侣不放,颇有宁可同死、决不孤身之概! 即使留下一方,也是悲伤委顿,甚至不食自毙。清晨雾气缭绕,黄昏之前薄暮冥冥,蛤蚧最喜欢在这两个时间段离开洞穴,在浅水区、沙滩上,或在江岸的崖壁上、树丛中,相互嬉戏追逐,寻觅食物。

【性味归经】

性平,味咸,归肺、肾经。

【功效主治】

补肾益精:用于肾精亏虚所致的阳痿、遗精、腰膝酸软、畏寒肢冷、男子不育、宫冷不孕、尿频等。

补肺止嗽:用于肺肾两虚所致的气短气喘、咳嗽无力、虚劳咳喘、咯血等。

【使用方法】

煎服:配伍其他药味一同煎服,一般用量5～10克。

药膳:可与其他食材如鸡、猪肉等烹调。

研末:蛤蚧烘干研末,吞服,用温开水送服,每日2～3次,每次1～2克。

丸散剂:蛤蚧研成细粉与其他药粉混合加工制成丸散剂。

泡酒:蛤蚧浸入适量优质白酒中,浸泡数月后饮酒。

【药理作用】

蛤蚧有性激素样作用,还有平喘、免疫增强、延缓衰老、抗炎、抗应激、降血糖等作用。

【药膳验方】

1. 蛤蚧酒

组成:蛤蚧 1 对,白酒 1000 毫升。

制法:将蛤蚧去头、足和鳞片,放入干净容器内,倒入白酒,密封,浸泡 2 个月。

用法:每服 20～30 毫升,空腹服,每日 1 次。

功效:补肺益肾。

主治:肺肾两虚所致的气短气喘、身体虚弱、腰膝酸软、畏寒肢冷等。

2. 蛤蚧丸

组成:蛤蚧 1 对,贝母 50 克,紫菀 50 克,杏仁 50 克,鳖甲 100 克,皂荚仁 50 克,桑白皮 50 克。蜂蜜适量。

制法:蛤蚧涂酥炙令黄。贝母煨至微黄。杏仁用水浸泡 30 分钟,去皮、尖,麸炒微黄。鳖甲涂醋炙令黄,去裙。皂荚仁炒令焦黄。将诸药研成细末,混合,调入蜂蜜,捣 300 杵,制成梧桐子大药丸。

用法:每服 6 粒,以枣汤送服,每日 3 次。忌苋菜。

功效:补肺固肾,止咳平喘。

主治:肺肾气虚所致的气短气喘、咳嗽无力、虚劳咳喘、咯血、肺结核、肺气肿等。

3. 蛤蚧炖冰糖

组成:蛤蚧 1 对,冰糖 10 克。

制法:蛤蚧烘干研末,备用。取蛤蚧粉 5 克与冰糖一同放在盅内,加水适量,上笼蒸约 1 小时。

用法:每日 1 剂,连用 1 周。

功效:补肺止咳。

主治:肺气虚所致的咳嗽、气短气促、虚劳咳嗽、久咳无力等。

4. 蛤蚧散

组成:蛤蚧 1 对,韭菜子 60 克。

制法:将上述两味焙脆,研粉,分成 10 小包。

用法:同房前 2 小时前服用 1 包,用黄酒送服。

功效:温肾壮阳。

主治:肾阳虚所致的阳痿、早泄、遗精、勃起功能障碍等。

5. 蛤蚧鸡汤

组成:蛤蚧 1 对,鸡 1 只(约 500 克),精盐、黄酒各适量。

制法:将蛤蚧与净鸡一同倒入锅内,加适量的清水及黄酒,烧开后用小火煮 2～3 小时,调入精盐即成。

用法:佐餐食用。

功效:补肺止咳,补肾益精。

主治:肺肾两虚所致的气短气喘、身体虚弱、腰膝酸软、畏寒肢冷等。

6. 人参蛤蚧粉

组成:白参 100 克,蛤蚧 100 克。

制法:先将蛤蚧去鳞片及头足,以黄酒浸渍后,微火焙干,与白参同研细末,瓶装备用。

用法:每日 2 次,每次 4 克,温开水送服。

功效:补肺气,纳肾气,止咳平喘。

主治:支气管哮喘缓解期,辨证属肺肾两虚者,症见哮喘日久,气短,语言低微,动作气喘加重,苔白滑,脉沉细。

7. 海马蛤蚧酒

组成:海马 5 克,蛤蚧 1 对,低度白酒 500 毫升。

制法:将海马、蛤蚧烘干,研末,同放入酒瓶中,封口,每日摇动 1 次,1 周后开始服用。

用法:每日 2 次,每次 1 小盅(约 15 毫升)。

功效:补肾壮阳,养益精血。

主治:肾阳虚弱、精血不足所致的阳痿。

【应用注意】

外感风寒喘嗽及阴虚火旺者禁服。

【保存方法】

蛤蚧保存不善,极易吸潮发霉。霉变常产生于躯体的内表面。检查时需取开竹片,发现有霉点或虫蛀时应及时防治。为了防蛀,可在梅雨季前用文火反复烘干,再重新放入密闭容器内,在容器内可放一些花椒、吴茱萸等。少量时也可用纸包好,放入石灰缸内,每隔半个月检查 1 次。

十一、长寿健脑果核——核桃仁

核桃仁为核桃科植物核桃的干燥成熟种子。为延缓衰老干果。

【趣闻传说】

据清代医案记载,某国驻华公使患有严重的失眠症、健忘症,曾在欧洲遍访名医,久治不愈。出使来华后,试图用中医药治疗,四处打听寻访名老中医。有位颇通医道的官员见此公使面容枯槁、痛苦难以自制的情况,就送给他数瓶核桃酪。公使拿在手上,不敢相信这常见的食物补品能治他的顽疾沉疴。抱着试一试的态度,认真按交代的方法食用。服食一段时间后,失眠症状渐渐好转,入睡较快,神清梦恬。平时食欲也增强了,体重也随之增加,颜面肌肤也泛出了红润的光泽,记忆力也增强了。这位公使的夫人甚为惊喜,见到赠药的官员道谢不已。

【性味归经】

性温,味甘,归肾、肺、大肠经。

【功效主治】

补肾固精:用于肾阳不足所致的阳痿、遗精、腰膝酸软、畏寒肢冷、男子不育、女子宫冷不孕、尿频等。

温肺定喘:用于肺肾两虚所致的气短气喘、咳嗽无力等。

润肠通便:用于肺肾亏虚所致的虚秘,症见排便困难、大便不干结、便后疲乏等。

【使用方法】

煎服:配伍其他药味一同煎服,一般用量 10～30 克。定咳喘宜连皮用,润肠燥宜去皮用。

药膳:可与其他食材如鸡、猪肉等烹调后食用,或与粳米煮粥食用。核桃仁炒食香味浓,亦可做配料用于冷菜素馔,还可加工成美味糕点。

研末:核桃仁研末,用温开水冲服或直接吞服,每日 2～3 次,每次 10 克。

制膏:核桃仁用油炸酥后,到成膏状。

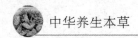

榨油:核桃仁还可供榨油,是一种颇受欢迎的高级食用油。

【药理作用】

核桃仁具有促进体重增长、抗癌的作用,此外,核桃仁可以影响胆固醇在体内合成及氧化、排泄。

【药膳验方】

1. 核桃牛奶茶

组成:核桃仁 30 克,牛乳、豆浆各 150 克,黑芝麻 20 克,白糖适量。

制法:将牛乳和豆浆搅匀,慢慢倒在小石磨进料口中的核桃仁、黑芝麻上面,边倒边磨,磨好后倒入锅内加热煮沸,加入少许白糖即成。

用法:当饮料,随意食用。

功效:益气养血,润肠通便。

主治:气血亏虚所致的面色萎黄、倦怠乏力、腰膝酸软、失眠健忘、骨质疏松症、习惯性便秘等。

2. 核桃仁炒韭菜

组成:核桃仁 60 克,韭菜 250 克,麻油 30 克,食盐适量。

制法:核桃仁用开水泡两分钟,去表皮。韭菜洗净,切 3 厘米段。炒锅烧热倒入麻油,下入核桃仁翻炒至色黄,下韭菜一起翻炒至熟,起锅时撒入食盐,炒匀后即成。

用法:佐餐食用。

功效:温肾助阳,润肠通便。

主治:肾阳不足所致的腰膝冷痛、神疲乏力、崩漏、带下等。也可用于绝经后出血、中年女性性功能减退、中年女性便秘、绝经后骨质疏松症。

3. 核桃仁鸭卷

组成：核桃仁250克，光鸭1只，葱段、生姜片、精盐、味精、黄酒、白糖、花椒各适量。

制法：将鸭脊背剁开，除去内脏，剔净鸭骨，切除鸭掌，冲洗干净，然后用刀在鸭肉厚的地方片一下，放到肉薄的地方，再用铁钎不规则地戳几下，以皮下破为度。炒锅上火，放入精盐和花椒稍炒，出锅碾碎，撒在鸭肉上，用手来回搓擦均匀。将鸭肉放入盘内，加入葱段、生姜片、味精、黄酒、白糖，腌几个小时后，拣去葱、生姜。将核桃仁放入盆内，加入温水浸泡后，捞出去皮，洗净，沥干水，码在鸭肉的一端，卷成筒状，用净纱布捆好，放入盘中，然后装入笼屉蒸熟，速压成扁圆形，凉后放入冰箱即成。

用法：食用时去纱布改刀装盘。

功效：助阳安神，补肺止咳。

主治：肾阳不足所致的失眠症，对伴有肺虚咳嗽者尤为适宜。

4. 核桃仁豆腐

组成：核桃仁50克，豆腐400克，虾仁10克，鸡肉50克，猪肥肉适量，鸡蛋清6个，植物油500克，粳米粉、黄酒、精盐、味精各适量。

制法：核桃仁用温开水浸泡，捞出剥去外衣，然后放入五成热的油锅中炸至淡黄色，捞出剁成末，放入碗内。豆腐漂洗干净，片去老皮，制成泥，用洁布包起，挤去水分，然后放入盛核桃的碗内。猪肥肉、虾仁、鸡肉分别剁成茸，也放入核桃仁碗中,再加入味精、黄酒、精盐和 2 个鸡蛋清,调匀成糊状。再将核桃仁糊放入抹油的盘中,上笼蒸熟后取出,切成长方块,即为桃仁豆腐生坯。将 4 个鸡蛋清打入碗中,加入米粉,搅成蛋清糊。炒锅上火,放油烧热,将生坯逐块裹上蛋清糊,下入油锅中,炸至轻浮捞起,待油温升至七成热时再复炸至淡黄色时捞起即成。

用法:佐餐食用。

功效:补肾助阳,润肠宁神。

主治:肾阳不足所致的阳痿,遗精,腰膝酸软,畏寒肢冷,男子不育,宫冷不孕,尿频等。

5. 核桃仁补骨脂膏

组成:核桃仁 500 克,补骨脂 250 克,蜂蜜 500 克。

制法:核桃仁捣烂。补骨脂加酒拌匀,闷透,置笼屉内,用武火蒸 4～6 小时,停火,闷 6～8 小时,取出,烘干研末。将核桃仁泥、补骨脂粉、蜂蜜搅拌均匀即成。

用法:每日 10 克,温开水冲服或吞服。

功效:温肾固精,润肠通便。

主治:阳痿、遗精、腰膝酸软、畏寒肢冷、男子不育、女子宫冷不孕、尿频、排便困难等。

6. 核桃仁黑芝麻糊

组成:核桃仁 100～150 克,黑芝麻 100～150 克,白糖适量。

制法:核桃仁用食油炸酥;黑芝麻炒熟。核桃仁、黑芝麻加白糖适量,混合研磨,使成糊状。

用法:2 天内分次服完。

功效:补肾养血,润肠通便。

主治:阳痿、遗精、腰膝酸软、畏寒肢冷、男子不育、宫冷不孕、尿频、排便困难等。

7. 益肾精油茶

组成:牛骨髓 250 克,黑芝麻、核桃仁各 150 克,面粉 150 克,精盐或红糖适量。

制法:将牛骨髓、黑芝麻、面粉分别炒熟;芝麻、核桃仁捣碎。以上 4 味混合拌匀即成。

用法:每日 2 次,每次取 30 克,冲入沸水,按个人口味加精盐或红糖调味,即可饮用。

功效:补肾益精。

主治:肾精亏虚所致的性功能障碍,不孕不育,头昏健忘,过早衰老。

8. 核桃枸杞子鸡丁

组成:鸡脯肉 350 克,核桃仁 15 克,枸杞子 10 克,鸡汤 100 毫升,鸡蛋 2 个,精盐 3 克,料酒 25 克,胡椒粉 2 克,湿淀粉 35 克,生姜、葱各 5 克,麻油、猪油、白糖各适量。

制法:将核桃仁用开水泡涨,剥去皮。枸杞子用温水洗净。生姜洗净后切成小片。葱切葱花。鸡蛋去黄留清。鸡肉洗净,切成 1 厘米见方的丁。先将鸡肉丁装入碗中,加入精盐(2.5 克)、料酒、胡椒粉、白糖,拌匀,再用精盐(1.5 克)、蛋清、湿淀粉调匀,倒入鸡丁中浆匀。锅中放入猪油,大火烧至七成热时,下核桃仁炸至微黄,捞起待用。把浆好的鸡肉丁倒入油锅中,快速滑透,下生姜、葱,倒入鸡汤,快速翻炒,随即放入核桃仁、枸杞子炒匀,淋入麻油即成。

用法:当菜佐餐,随意食用。

功效:补肾益精。

主治:肾精亏虚所致的性功能障碍,不孕不育,头晕健忘,过早衰老。

【保存方法】

核桃仁含脂肪,极易走油。若核仁逐渐变成黄白色或黄棕色,表面呈现油样物质,产生油蛤气味,表示已变质。核桃仁还易霉变和虫蛀。贮存时注意不要重压。夏季可以冷藏保管,防止受潮。

十二、比黄金贵的真菌——冬虫夏草

冬虫夏草为麦角菌科真菌冬虫夏草菌寄生在蝙蝠蛾科昆虫幼虫上的子座和幼虫尸体的干燥复合体。蛹虫草(北虫草)的子实体及虫体也可作冬虫夏草入药。近年来已用人工分离培养,获得纯培养的冬虫夏草真菌。

【趣闻传说】

《文房肆考》上记载,桐乡乌镇有一个名叫孔裕堂的人,他的弟弟体质怯弱,虚汗大泄,时常怕冷。即使在炎热的盛夏,处在密室围帐之中,还畏寒怕风。一病三年,医药无效。后来有位亲戚从四川回来,带来冬虫夏草三斤。他的弟弟每天用冬虫夏草和肉类、蔬菜做成菜肴服食,终使疾病痊愈。此物有"补肾气,保肺气、实腠理"的作用。据采虫草者观察,凡雪中有数寸无雪处,便有虫草所生。古代医家认为,虫草既能化雪,其气必然纯阳,故以此作为补阳之品。

【性味归经】

性平,味甘,归肺、肾经。

【功效主治】

补肺益肾:用于肾阳不足所致的阳痿、遗精、腰膝酸软、畏寒肢冷、男子不育、宫冷不孕、尿频,以及肺肾两虚所致的气短气喘、咳嗽无力、久咳虚喘等。

止血化痰:用于肺肾两虚所致的肺结核,表现为咳嗽、咯血、痰中带血等。

【使用方法】

煎服:单味文火慢煎,饮汁食渣,用量一般为5～10克。

研末:将虫草烘干研末,用开水冲服,每次5克。

药膳:可入菜肴食用,与其他食材如乌骨鸡、鸭等炖服。

泡酒:虫草浸入适量优质白酒中,浸泡数周后饮酒。

泡茶:虫草每次取5～10克,用沸水冲泡,加盖闷数分钟,趁热温服,至淡而无味时咀嚼服渣。

丸散剂:虫草烘干研末与其他药味混合加工制成丸散剂。

【药理作用】

冬虫夏草具有抗菌、抗肿瘤、抗炎、抗心律失常、抗疲劳、抗衰老、抗应激,以及提高肾上腺皮质醇含量与镇静催眠、免疫调节等作用。

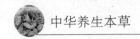

【药膳验方】

1. 虫草冰糖粥

组成:冬虫夏草 2 克,冰糖 10 克,粳米 50 克。

制法:将冬虫夏草洗净,焙干,研成细末。粳米淘净,与冰糖一并放入砂锅,加清水适量,先用武火煮沸,再用文火煎煮约 30 分钟,然后和入冬虫夏草粉,调匀,再煮片刻,至粥黏稠即成。

用法:每日早餐时趁热服食。

功效:补虚损,益精气,健脑除颤。

主治:各型老年震颤麻痹综合征。

2. 虫草川贝炖瘦肉

组成:冬虫夏草 3 克,川贝母粉 5 克,猪瘦肉 100 克,黄酒、葱、生姜、精盐、味精各适量。

制法:将冬虫夏草洗净,与川贝母粉、猪瘦肉同入砂锅,加水、黄酒、葱、生姜,共煨 1 小时,加精盐、味精调味。

用法:分 2 次佐餐食用,吃肉饮汤,连同冬虫夏草一同服食。

功效:益肺补肾。

主治:肾阳不足所致的阳痿、遗精、腰膝酸软、畏寒肢冷、男子不育、宫冷不孕、尿频,以及肺肾两虚所致的气短气喘、咳嗽无力、久咳虚喘、咳嗽咯血等。

3. 冬虫夏草炖鸭

组成:白鸭子 1 只,冬虫夏草 3 克,生姜 3 片,黄酒、精盐、味精各适量。

制法:将鸭子宰杀,去尽毛和内脏,清洗干净,剁去脚爪,在开水中焯一下,捞出凉凉。冬虫夏草用温水洗净,沥干水。在鸭子腹内放入冬虫夏草,再将鸭子放入大炖盅内,加适量开水,倒入适量黄酒,放入生姜,用小火隔水炖至熟烂。从鸭子腹内取出冬虫夏草,放入精盐、味精调味。

用法:当菜佐餐,随意食用。吃肉喝汤,连同冬虫夏草一同服食。

功效:益肺补肾,健脾滋阴。

主治:肺脾肾虚所致的腰膝酸软、畏寒肢冷、少气懒言、气短气喘、咳嗽无力、食欲缺乏等。

4. 虫草炖乌鸡

组成:冬虫夏草 3 克,乌鸡 1 只(重约 500 克),生姜片、葱段、胡椒粉、鸡汤、精盐各适量。

制法:将冬虫夏草用温水洗净。乌鸡宰杀后去毛、内脏及脚爪,洗净,放沸水锅焯一下,取出,放入汤盆中,将冬虫夏草一半置鸡腹内,另一半放鸡肉上,注入鸡汤,加入生姜、葱、胡椒粉、精盐,上笼蒸至鸡肉熟烂,出笼拣去葱、生姜即成。

用法:当菜佐餐,随意食用。吃肉喝汤,连同冬虫夏草一同服食。

功效:益肺补肾,健脾滋阴。

主治:肺脾肾虚所致的腰膝酸软、畏寒肢冷、少气懒言、气短气喘、咳嗽无力、食欲缺乏等。

5. 虫草紫河车粉

组成:冬虫夏草 50 克,补骨脂 150 克,紫河车(胎盘)150 克。

制法:将以上 3 味药烘干共研极细末,瓶装备用。

用法：于夏季或初秋老慢支进入间歇期开始服用，1 日 2 次，每次 5 克，用温开水送下。

功效：补益肺脾肾，扶正固本。

主治：老年性慢性支气管炎，随着气候逐渐转暖，发病减少或不发病，进入间歇期的患者。

6. 虫草炖甲鱼

组成：活甲鱼约 1000 克，大枣 8 个，冬虫夏草 3 克，精盐 10 克，姜块 10 克，味精 1 克，葱 15 克，蒜 9 瓣，黄酒 30 克，鸡清汤 1000 毫升。

制法：将甲鱼宰杀后，放尽血，在喉处划一刀口，扯出气管、食管，然后用刀由颈处至尾部剖腹，割断四肢骨骼，挖出内脏，雌性取出甲鱼的蛋，宰去脚爪、嘴尖和尾。将甲鱼放入摄氏 70 度热水中浸泡 15 分钟，刮尽黑衣和黏膜，揭去背壳，切下颈和头，把鱼颈剖开拍松，切成四大块，入冷水锅中烧开，割开四肢，剥去腿油洗净，与虫草、大枣、黄酒、精盐、葱条、姜块、大蒜和鸡清汤同放蒸碗中，用湿绵纸封住蒸碗，入笼蒸 2 小时至软烂，揭去湿绵纸，拣去姜、葱、蒜，加味精即成。

用法：食肉喝汤，不拘多少。

功效：滋阴补阳、益气养血。

主治：阴阳两虚、气血双亏所致勃起功能障碍、早泄等。

7. 虫草全鸭

组成：冬虫夏草 3 克，老雄鸭 1 只，生姜 5 克，葱白 10 克，胡椒粉 3 克，食盐 3 克。

制法：将 8～10 枚虫草纳入鸭头内，再用棉线缠紧，余下的虫草同姜、葱等一起装入鸭腹内，放入蒸锅中，再注入清汤,加食盐、胡椒粉、黄酒调好味,用湿绵纸封口,上笼蒸约1.5小时至鸭熟即可。

用法:佐餐食用。

功效:温补肾阳的功效。

主治:肾阳不足型更年期综合征,症见腰膝酸软,神疲体弱者,有增加营养和辅助治疗的作用。

8. 虫草海参煲

组成:冬虫夏草3克,鲜带子10克,鲜蚝15克,虾6克,鱿鱼8克,青笋100克,黄酒10克,精盐、鲜上汤各适量。

制法:将带子、鲜蚝、虾、鱿鱼洗净。虾去壳,带子、蚝、鱿鱼切成宽2厘米,长3厘米的片。青笋切成3厘米见方的块。虫草用酒浸泡,洗净泥沙。将带子、鲜蚝、虾、鱿鱼、青笋、黄酒、精盐放入锅内,加入鲜汤。把锅置大火上烧开,然后再用小火煲熟即成。

用法:佐餐食用。

功效:补虚损、益精气、止咳嗽。

主治:肺炎。

【应用注意】

有表邪者慎用。

【保存方法】

冬虫夏草吸湿后质地变软,易发霉,且大多先从子座发生,然后蔓延至虫体。此外易虫蛀,害虫一般先蛀入头部,继而蛀入体内,有的将虫体蛀空,只剩下躯壳。有的因害虫危害,药材表面成片脱落,破坏了药材表面的黄色或黄棕色色泽。为防止这些变异,可将95％乙醇盛入广口瓶中,放在贮有药材容器的下面,中间放个带孔的箅子,上面放冬虫夏草,加盖封严6～7天可杀死虫体。防止霉变可用石灰、氯化钙、硅胶等吸湿剂吸潮,达到防止发霉、虫蛀的目的。若与花椒共存也能防蛀。

【蛹虫草简介】

1. 蛹虫草是何物

冬虫夏草仅能够在高寒高原的环境下繁衍,对生长环境的要求十分苛刻。近几年来,随着全球工业化的发展和自然气候的变化,使雪线上抬,原生态环境发生了巨大改变。加上人为的过度采挖,畜牧业不适当的发展,造成土壤结构的严重破坏,造成了蝙蝠蛾幼虫食物的匮乏,从而导致冬虫夏草资源越来越少。

随着人们对冬虫夏草医疗养生研究的深入,国内外市场上对冬虫夏草的需求量日益增加,野生冬虫夏草远远满足不了需求。为了使冬虫夏草不至于枯竭断档,继续造福于人类,采用人工培育的冬虫夏草替代野生冬虫夏草势在必行。

如今,人工培育冬虫夏草的方法分为两大类:一是以蝙蝠蛾幼虫为种植对象,生产出与野生冬虫夏草相似的产品;二是用人工配制的组合培养基,包括固基和液基,生产冬虫夏草子座和菌丝体。现已能用固体培养基或液体培养基培养出冬虫夏草子座(与野生的非常相似),也能用固基或液基通过发酵培养生产出虫草菌丝体,供药用或用于制作保健产品。这种人工培养的冬虫夏草就是蛹虫草,是卫生部门确认的新资源食品。蛹虫草主要分布在我国东北、华北、西北等地区,东北地区最多。蛹虫草又叫北虫草,所以北虫草成了人工冬虫夏草的代名词。

2. 蛹虫草的主要成分

蛹虫草的主要成分与冬虫夏草类似,均含有虫草素、虫草多糖、虫草酸和超氧化物歧化酶(SOD),以及氨基酸类、环肽类、核苷类、糖和醇类、甾醇类、有机酸类成分。

虫草素是一种具有抗菌活性的核苷类物质,能够抑制癌细胞的生长,并有降糖作用,对人体的内分泌系统、神经系统也有调节作用。

虫草多糖能够促进淋巴细胞转化,提高血清的抗体含量和抗体的免疫功能,增强机体自身抗癌、抑癌的能力。

虫草酸能改善人体微循环系统,促进毛细血管的扩张及软化,具有明显的降血脂作用,还具有镇咳、祛痰、平喘的功效。

超氧化物歧化酶可以消除机体内超氧自由基,具有抗衰老、抗癌抑癌的作用。

此外,还含有 17 种以上的微量元素,其中钙、锰、锌、铁可以补肺益肾、强壮身体;硒可以增强机体免疫、抗氧化、抗基因突变,抑制癌细胞生长。

而且,还含有 12 种维生素,其中 B 族维生素、维生素 C、维生素 D、维生素 E 的含量高于菌菇类;维生素 A 的含量是猪肝的 13 倍;维生素 B_2 的含量是人参的 4038 倍;维生素 C 的含量是香菇的 8 倍。以上维生素作为辅酶的成分参与调节新陈代谢,维护健康。

冬虫夏草和蛹虫草均含有丰富的蛋白质和 18 种必需氨

基酸,人体必需的8种氨基酸它们均具备,对养生保健十分重要。

3. 蛹虫草的药理作用

蛹虫草与冬虫夏草的作用相似,经研究具有以下药理作用。①保护肾,增强呼吸系统功能,改善心脏功能,增强免疫功能,改善消化系统功能;②抗衰老、抑制肿瘤细胞,抗疲劳,改善血液循环,促进造血功能,提高神经系统功能;③调节机体代谢,调节血脂,调节血糖及内分泌功能;④减少雾霾对人体的危害和不良反应。

十三、平补肝肾良药——菟丝子

菟丝子为旋花科植物南方菟丝子或菟丝子的干燥成熟种子。为补而不腻的平补肝肾妙品。

【趣闻传说】

相传,武则天入宫时,带了一只小白兔,十分可爱。宫廷争斗使天真的媚娘非常厌烦,而使她开心、解闷的就是这只小白兔。武则天被贬做尼姑后,皇后嫉恨媚娘,不让其将白兔带走,也不给白兔吃食物。白兔因饥饿跑入农家觅食,被户主打死,埋于豆田,遂化为丝,如兔状,缠于豆茎而吸其滋液。生不能食其豆,死也不让豆生长,性情犹如媚娘。由于此丝由兔化生,遂呼为"菟丝"。

【性味归经】

性平,味辛、甘,归肝、肾、脾经。

【功效主治】

补肾益精:主治肾精不足所致的虚喘劳嗽、阳痿、遗精、女子不孕、男子不育、产后少乳、腰膝酸软、耳聋耳鸣、遗尿尿频、胎漏、胎动不安等。

养肝明目:用于肝肾两虚所致的精血不足、目失濡养、视物模糊、视力减退等。

健脾止泻:用于脾肾两虚所致的倦怠乏力、大便溏泄等。

【使用方法】

生用或制用:生菟丝子是将原药筛去泥屑,拣去杂质,晒干。生品养肝明目为胜。盐菟丝子是取净菟丝子用盐水,拌匀,稍闷,置锅内,用文火加热炒干,取出放凉。每菟丝子 100 千克,用食盐 2 千克。盐水炒引药入肾,增强补肾作用。酒菟丝子是取净菟丝子,用黄酒拌匀,置适宜容器内煮至酒被吸尽,取出干燥。每菟丝子 100 千克,用黄酒 20～30 升。酒制增强其温肾壮阳作用。

煎服:单味文火慢煎,去渣饮汁,用量一般为 10～15 克。或者配伍其他药味一起煎服。

药膳:可入菜肴食用,与其他食材如乌骨鸡、鸭等炖服。或者水煎取汁,与粳米同煮为粥。

丸散剂:菟丝子烘干研末单味或与其他药味混合加工制成丸散剂。

泡酒:菟丝子浸入适量优质白酒中,浸泡 2 周后饮酒。

【药理作用】

菟丝子具有增强性腺功能、促进造血系统的功能、增强

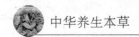

免疫功能、防治心肌缺血及肝损害等作用。

【药膳验方】

1. 菟丝饼

组成：净菟丝子 200 克，黄酒 30 毫升，面粉 30 克。

制法：菟丝子加适量水煮至开裂，煮时不断搅拌，待水液吸尽，全部显黏丝稠粥状时，加入黄酒、面粉拌匀，制饼，切约 1 厘米的方块。

用法：每服 5 块，温开水送服，每日 2 次。

功效：补肾壮阳。

主治：肾阳不足所致的畏寒肢冷、阳痿、遗精、滑泄、遗尿、尿频、腰膝冷痛等。

2. 菟丝子酒

组成：菟丝子 200 克，白酒 1000 毫升。

制法：菟丝子洗净晾干，放入干净容器内，倒入白酒，密封，浸 3 日。

用法：每服 20 毫升，每日 3 次。

功效：补肾助阳。

主治：肾阳不足所致的水肿、阳痿、遗精、女子不孕、男子不育、产后少乳、腰膝酸软、耳聋耳鸣、遗尿尿频、胎漏、胎动不安等。

3. 二子酒

组成：菟丝子 100 克，五味子 50 克，低度白酒 1000 毫升。

制法：将菟丝子去除杂质，淘净，晒干。五味子去除果柄及杂质，洗净，晒干，与菟丝子同入酒瓶中，加酒后密封瓶口,每日振摇 1 次,浸泡 10 天后开始饮用。

用法:每日 2 次,每次 1 小盅(约 15 毫升)。

功效:补肾宁心,收敛固涩。

主治:肾阳不足型更年期综合征。

4. 五子衍宗粉

组成:菟丝子(炒)400 克,枸杞子 400 克,覆盆子 200克,五味子(蒸)50 克,车前子(盐炒)100 克,炼蜜适量。

制法:上述诸药混合,粉碎成细粉,过筛,混匀。

用法:口服,每次 9 克,每日两次,蜂蜜水送服。

功效:补肾益精。

主治:肾虚腰痛,尿后余沥,遗精早泄,阳痿不育。

5. 菟丝子附子丸

组成:菟丝子 500 克,制附子 200 克,黄酒适量。

制法:菟丝子淘净,加酒煮,捣成饼,焙干。将菟丝子酒饼和制附子共研为末,调入黄酒成糊状,制成梧桐子大药丸。

用法:每服 50 丸,黄酒送服,每日 1~2 次。

功效:补肾气,壮阳道,助精神,轻腰脚。

主治:肾阳不足所致的畏寒肢冷、水肿、阳痿、遗精、滑泄、遗尿、尿频、腰膝冷痛等。

6. 菟丝子鳝段汤

组成:菟丝子 15 克,干地黄 15 克,净鳝鱼肉 250 克,净笋 20 克,水发木耳 10 克,高汤 200 毫升,味精、盐、黄酒、胡椒面、姜末、蒜末、麻油各适量。

制法:将菟丝子、干地黄煎两次,取汁过滤。鳝鱼肉切成鱼片。笋切片。将药汁、鳝鱼片、笋片、高汤同入砂锅,文火煮 1 小时,放入木耳、蒜末、姜末、盐、味精、黄酒、胡椒面、麻油,再煮半小时即成。

用法:佐餐食用。

功效:补肾益肝。

主治:肝肾两虚所致的腰膝酸软、失眠多梦、记忆力下降、头晕目眩等,可用于围绝经期综合征、早老性痴呆等。

7. 菟丝子炖鹿肉

组成:鹿肉 500 克,菟丝子 10 克,冬笋尖 100 克,精盐 5 克,黄酒 25 克,花椒、大茴香、味精各 3 克,葱段 15 克,生姜块 15 克,鲜汤 300 毫升,精制油 30 毫升,麻油 5 毫升,青蒜茸、葱花、生姜末各适量。

制法:将鹿肉放入清水盆,浸泡 3 小时去血污,而后放入锅内,加清水上火,下黄酒、葱姜(拍松)、花椒、大茴香,烧开后撇去浮沫,小火炖至熟透,取出切块。菟丝子加黄酒、适量清水上笼蒸 20 分钟取出,用细纱布过滤出原汁。笋尖剖开,顺丝切成梳子形片。炒锅上火,烧热加底油,下葱花、生姜末炒香,倒入鹿肉及菟丝子原汁,加精盐、黄酒、鲜汤、笋片,烧透下入味精,淋麻油起锅装盘,撒上青蒜茸即成。

用法:当菜佐餐,随意食用。

功效:温补脾肾,散寒止泻。

主治:脾肾两虚所致的面色无华,久泻乏力、怕冷肢凉等。

【应用注意】

阴虚火旺者忌服,阳强不痿及大便燥结者禁服。

【保存方法】

保存于阴凉干燥处,防潮防霉。

十四、补肾益精佳品——沙苑子

沙苑子为豆科植物扁茎黄芪的干燥成熟种子。为补肾益精养生佳品。

【趣闻传说】

相传,唐玄宗有一女儿叫永乐公主,自幼体弱多病、骨瘦如柴。安史之乱时,永乐公主被奶妈带着逃难,流落到陕西大荔县沙苑一带民间,被一位七十多岁的老人收留。当地农民见她很瘦小,就让她用当地所产的沙苑子当茶长期饮用。两三年后,她的身体变得挺拔健美。重返皇宫后,她将沙苑子送给多病的皇兄肃宗服用。肃宗服用后耳聪目明,并下令沙苑一带广种此物,年年向皇室进贡。

【性味归经】

性温,味甘,归肝、肾经。

【功效主治】

补肾益精:用于肾精不足所致的阳痿、遗精、女子不孕、男子不育、产后少乳、腰膝酸软、耳聋耳鸣、遗尿、尿频、胎漏、胎动不安等。

养肝明目:用于肝肾两虚所致的视物模糊、视力减退等。

【使用方法】

生用或制用:生沙苑子是将原材料拣去杂质,洗净,干燥。生品偏于养肝明目。盐沙苑子是取净沙苑子,用盐水拌匀,稍闷,用文火加热,炒至棕黄色,鼓起,有香气逸出,取出放凉。每 100 千克沙苑子,用食盐 2 千克。盐制增强补肾固精作用。

　　煎服:单味文火慢煎,去渣饮汁,用量一般为 10～15 克。或者配伍其他药味一起煎服。

　　药膳:可入菜肴食用,与其他食材如乌骨鸡、鸭等炖服;或者水煎取汁,与粳米同煮为粥。

　　丸散剂:沙苑子烘干研末单味或与其他药味混合加工制成丸散剂。

　　泡酒:沙苑子浸入适量优质白酒中,浸泡 2 周后饮酒。

【药理作用】

　　沙苑子具有强壮、抗炎、解热、抗肿瘤、降脂、降压、增加脑血流量、抗利尿、抑制血小板聚集、镇痛、抗疲劳、保肝及增强免疫功能等作用。

【药膳验方】

1. 三子明目粉
组成:沙苑子 9 克,茺蔚子 6 克,青葙子 3 克。

制法:上述诸药共研细末。

用法:每次 3 克,每日 2 次。

功效:养肝明目。

主治:肝肾不足所致的目昏不明。

2. 金锁固精丸
组成:沙苑子(炒)、芡实(蒸)、莲须、莲子(去心)各 100

克,煅龙骨、煅牡蛎各 50 克,黄酒适量。

制法:上述诸药共研成末,调入黄酒成糊状,制成如梧桐子大的药丸。

用法:每服 6 粒,盐汤送服,每日 2 次。

功效:补肾固精。

主治:肾虚精关不固所致的阳痿、遗精、腰膝酸软、耳聋耳鸣、遗尿、尿频、胎漏、胎动不安等。

3. 三子汤

组成:沙苑子、菟丝子各 15 克,枸杞子、补骨脂、炒杜仲各 9 克。

制法:上药同入砂锅,加水 500 毫升,大火煮沸后改小火煮 20 分钟,倒出汁液,再煎一次,二汁混合。

用法:每日 1 剂,每日 2 次,上、下午分服。

功效:补肾益精,养肝明目。

主治:肝肾两虚所致的阳痿、遗精、女子不孕、男子不育、产后少乳、腰膝酸软、耳聋耳鸣、遗尿、尿频、胎漏、胎动不安、目暗昏花等。

4. 沙苑菟丝甲鱼汤

组成:沙苑子 30 克,菟丝子 30 克,甲鱼肉 1000 克,菜籽油、姜片、精盐各适量。

制法:将沙苑子、菟丝子洗净,滤干备用。再将甲鱼活杀,剖腹留肝、蛋,去肠杂,切成大块。将菜籽油放入锅中,用武火烧热,先入生姜片,随即倒入甲鱼块,翻炒 5 分钟后,加入冷水少许,再焖炒 5 分钟,盛入砂锅内。沙苑子、菟丝子装入纱布袋内,扎紧袋口,放入砂锅,加冷水适量,用武火煮沸后,改用文火慢炖 60 分钟,放入精盐,再炖 30 分钟即成。

用法:佐餐食用,喝汤吃肉。

功效:补肾阳,益精液。

主治:肾虚精衰所致的性欲减退、阳痿、遗精、失眠多梦等。

5. 沙苑子猪肝汤

组成:鲜猪肝 300 克,枸杞子 10 克,沙苑子 30 克,葱姜、料酒、干豆粉各 30 克,鸡蛋 1 个,上汤 2000 毫升。

制法:沙苑子用水煎煮两次,每次 20 分钟,取其浓汁。猪肝洗净,去筋膜切片。取蛋清与豆粉调成蛋糊,将猪肝浆好。其他原料分别洗净待用。将上汤、料酒注入砂锅中,同时放入各种原料(除猪肝),猛火烧开后放入猪肝,待水再开,改文火,放入药汁,再煲 10 分钟即可。

用法:佐餐食用,食肉饮汤。

功效:益肾养血,养肝明目。

主治:肝肾不足所致的目暗昏花、视物不清、腰膝酸软等。

【应用注意】

相火偏旺之遗精忌服,膀胱湿热之淋浊带下禁服。

【保存方法】

保存于阴凉干燥处,防潮防霉。

十五、珍贵补品——蛤蟆油

蛤蟆油为蛙科动物中国林蛙雌蛙的输卵管,经采制干燥而得,并非脂肪。为养生的珍贵补品。

【趣闻传说】

明清时期医学专家推崇的、驰名中外的蛤蟆油,宋代苏颂的《本草图经》和明代李时珍的《本草纲目》对此均有记载。清朝时期,蛤蟆油就已是被誉为"八珍之首"的上等宫廷贡品。蛤蟆油是珍贵的滋补品,营养成分不亚于人参、燕窝、冬虫夏草等。

【性味归经】

性平,味甘、咸,归肺、肾经。

【功效主治】

补肾益精:用于肾精亏虚所致的阳痿、遗精、女子不孕、男子不育、腰膝酸软、耳聋耳鸣、遗尿、尿频等。

养阴润肺:用于肺阴虚所致的虚劳咳喘、潮热盗汗、吐血等。

【使用方法】

药膳:在烹调中多作主料使用,适宜于余、蒸、炖等烹调方法,一般用量为5克,干品需经涨发后使用。

泡酒:蛤蟆油浸入适量优质白酒中,浸泡2周后饮酒。

【药理作用】

蛤蟆油具有抗疲劳、增强机体免疫力、提高机体耐力及抗应激能力、镇静、抗焦虑、提高脑组织细胞的供氧及利用氧能力、增强性功能、降血脂、延缓衰老、抗肿瘤作用,还具有调节体内激素平衡,滋阴养颜、美白皮肤等作用。

【药膳验方】

1. 蛤蟆油米粥

组成:蛤蟆油 5 克,小米或粳米 50 克。

制法:小米或粳米及其他米类做成米粥,在粥熟之后加入泡开之蛤蟆油,煮 10 分钟,即成蛤蟆油粥。

用法:早晚餐食用。

功效:补肾健脾。蛤蟆油粥能增加粥饭的营养,又能改变蛤蟆油的适口性。

主治:脾肾两虚所致的倦怠乏力、年老体虚、食欲缺乏、腰膝酸软等。

2. 人参蛤蟆油

组成:红参 3 克,蛤蟆油 5 克。

制法:将红参焙干研成粉,水煎,过滤出水煎液,冷却后用来浸泡蛤蟆油。泡开之蛤蟆油加适量糖(亦可不加),放入锅内蒸熟,冷却后服用。

用法:每日 1 剂,顿服。

功效:补肾助阳。

主治:肾阳不足所致的畏寒肢冷、腰膝酸软、耳聋耳鸣、阳痿、遗精、滑泄、尿频等。

3. 蛤蟆油酒

组成:蛤蟆油 40 克,优质白酒 1000 毫升。

制法:泡开蛤蟆油,放入干净容器内,倒入白酒,密封,浸泡 2 周。

用法：每服 15 毫升，每日 2 次。

功效：补肾益精。

主治：肾精亏虚所致的阳痿、遗精、女子不孕、男子不育、腰膝酸软、耳聋耳鸣、遗尿、尿频等。

4. 蛤蟆油蒸燕窝

组成：蛤蟆油 5 克，燕窝 5 克，冰糖 15 克。

制法：将蛤蟆油、燕窝发开，洗净，与冰糖同放入碗内，加少许水，隔水蒸 30 分钟即成。

用法：当点心，随意食用。

功效：补肾益精，强筋安神。

主治：肾阳不足、心肾不交所致的畏寒肢冷、腰膝酸软、耳聋耳鸣、阳痿、遗精、滑泄、尿频、失眠多梦等。

5. 木瓜炖雪蛤

组成：蛤蟆油 5 克，木瓜 50 克。

制法：将蛤蟆油泡开，木瓜洗净，切成丁。将泡发的蛤蟆油和木瓜同放入碗内，加少量清水，隔水蒸 30 分钟即成。

用法：当点心，随意食用。

功效：补肾益精，强筋安神。

主治：肾阳不足、心肾不交所致的畏寒肢冷、腰膝酸软、耳聋耳鸣、阳痿、遗精、滑泄、尿频、失眠多梦等。

【应用注意】

食欲缺乏与大便溏泻者慎服。

【保存方法】

蛤蟆油极易走油，若出现色泽变红、外表油状、手感发黏,即是走油的现象。贮存时注意保持干燥,尽量采用真空密闭包装,或在盛装的容器中加生石灰等干燥剂。避免挤压。

十六、补火散寒的树皮——肉桂

肉桂为樟科植物肉桂的干燥树皮。干皮去表皮者称为桂心,采自幼枝干皮者称官桂。生于常绿阔叶林中,但多为栽培。具有良好的补火散寒止痛作用。

【趣闻传说】

相传,古代有位宫女患顽固性痛经,久治不愈。一位新来的御医辨证为寒性痛经,令她每天用肉桂粉 2 克加红糖,用沸水冲服,连服 2 个月后,痛经痊愈。从此,这位新御医在宫廷中名声大振。

【性味归经】

性大热,味甘、辛,归心、脾、肝、肾经。

【功效主治】

补火助阳,引火归元:用于肾阳虚所致的阳痿、遗精、宫冷不孕、腰膝酸软、尿频、头晕耳鸣、口舌糜破等。

散寒止痛,活血通经:用于阳虚寒凝血瘀所致的心腹冷痛、虚寒吐泻、闭经、痛经、产后瘀滞腹痛、阴疽流注、虚寒痈疡脓成不溃或溃后不敛等。

【使用方法】

煎服:与其他药配伍使用时,用量为2~5克,宜后下,不宜久煎,否则会破坏其化学成分。

药膳:烹调中加点肉桂能使菜肴芳香可口,去腥解腻,增进食欲。

研末:肉桂研成细粉,一般取0.5~1.5克。

丸散剂:肉桂烘干研末单味或与其他药味混合加工制成丸散剂。

泡酒:肉桂浸入适量优质白酒中,浸泡数周后饮酒。

【药理作用】

肉桂对血压有双向调节作用。此外,肉桂还有促胃肠运动、抗溃疡、抗血小板聚集、抗炎、抗肿瘤、增强免疫功能等作用。

【药膳验方】

1. 参桂米饭

组成:党参20克,肉桂2克,粳米200克。

制法:将党参片用冷水浸泡20分钟后,加水煎煮30分钟,去渣留汁,兑入淘洗干净的粳米,加适量的水煮成软米饭。肉桂研成极细粉,兑入米饭中调匀即成。

用法:当主餐食用。

功效:健脾温胃散寒。

主治:脾胃虚寒所致的消化性溃疡。

2. 肉桂酒

组成:肉桂200克,生姜150克,吴茱萸100克,黄酒

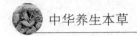
1000 毫升。

制法：上三味研成粗末，放入干净容器内，倒入黄酒，密封，浸泡 2 周。

用法：每服 15 毫升，加热后服用，每日 2 次。忌生葱。

功效：温阳止痛。

主治：阳虚寒凝血瘀所致的寒疝、心腹冷痛、虚寒吐泻、闭经、痛经、产后瘀滞腹痛、阴疽流注、虚寒痈疡脓成不溃或溃后不敛等。

3. 五香瓦块鱼

组成：肉桂 5 克，草鱼 500 克，植物油 500 毫升(实耗约 100 毫升)，酱油、白糖、米醋、精盐、味精、大茴香、葱段、生姜、五香粉、黄酒、麻油各适量。

制法：将草鱼去鳞去鳃，洗净内脏，用刀切成瓦块形，用葱、生姜、酱油、黄酒拌腌 2 小时入味上色。将腌好的鱼放入七成热的油中炸挺并呈黄褐色，控净油放入容器中。炒锅上火，放油烧至七成热，依次下入肉桂、大茴香、葱、生姜煸出香味，放入黄酒、醋、酱油、白糖、精盐、五香粉，旺火烧开使调料充分溶解，再放味精、麻油成为一种五香卤汁，把炒好的五香卤汁倒入炸好的鱼中，浸泡入味，用刀片成大块装盘。

用法：佐餐食用。

功效：健脾消肿。

主治：脾虚所致的水肿、食欲缺乏、面色少华，倦怠乏力等。

4. 肉桂香酥鸡

组成：光肉鸡 1 只(重约 1000 克)，肉桂 10 克，植物油

500毫升(实耗约50毫升),精盐、味精、黄酒、大茴香、花椒盐、葱花、生姜丝各适量。

制法:将光鸡洗净从中剖开,用精盐、黄酒、葱花、生姜丝、味精、肉桂(拍碎)、大茴香(拍碎),腌制2小时后上笼蒸熟取出。炒锅上火,放油烧至五成热,放入蒸好的鸡,小火炸酥至金黄色捞出,改刀装盘,随椒盐味碟一同上桌即成。

用法:佐餐食用。

功效:健脾养胃,温中益气,补精填髓。

主治:脾肾阳虚所致的阳痿、尿频、勃起功能障碍、遗精、倦怠乏力、畏寒肢冷等。

5. 肉桂乌及粉

组成:肉桂6克,乌贼骨50克,白及50克。

制法:将肉桂、乌贼骨、白及晒干或烘干,共研为细末,瓶装备用。

用法:每日2次,每次5克,用米汤或温开水调服。

功效:温中散寒,止血制酸。

主治:脾胃虚寒所致的恶心呕吐,反酸,上消化道出血等。

6. 黄芪肉桂蜜饮

组成:黄芪15克,肉桂5克,白芍12克,生姜10克,炙甘草3克,大枣10枚,蜂蜜30克。

制法:将黄芪等6味洗净,放入清水中浸泡片刻,同入砂锅,加适量水,煎煮2次,每次30分钟,合并2次煎汁,过滤后调入蜂蜜,拌和均匀即成。

用法:上、下午分服。

功效:温补脾胃,散寒止痛。

主治:脾胃虚寒所致的胃脘隐痛,空腹明显,食后缓解,大便次数增多。

7. 苡仁山药肉桂粥

组成:薏苡仁、山药各 30 克,莲子 15 克,大枣 10 枚,肉桂粉 3 克,粟米 100 克,白糖适量。

制法:将山药、薏苡仁、莲子、大枣、粟米洗净,入锅加水共煮粥,粥熟后,加入白糖及肉桂粉调味即成。

用法:早晚分食。

功效:健脾益气,温肾止泻。

主治:脾肾两虚所致的久泻不愈、五更泻。

8. 桂附鲫鱼汤

组成:肉桂 3 克,制附子片 5 克,薏苡仁 20 克,赤豆 30 克,鲫鱼 250 克,生姜片、精盐、味精各适量。

制法:将鲫鱼剖洗干净,与洗净的肉桂、制附片子、薏苡仁、赤豆同入砂锅,加适量水,再加生姜片、精盐少许,煨煮至薏苡仁、赤豆熟烂,加味精适量即成。

用法:当菜佐餐,随意食用。

功效:温阳补肾。

主治:肾阴亏虚所致的面浮肢肿、尿路感染恢复期。

【应用注意】

阴虚火旺,里有实热,血热妄行出血者忌服。

孕妇禁服,因为肉桂中含有某些可改变人体正常组织细胞的遗传功能的诱变物,可致突变,危害下一代。

畏赤石脂。

【保存方法】 ·+·+·+·+·+·+·+·+·+·+·+·+·+·+·+·+·+·

肉桂含较多挥发油,宜装入密封干燥的瓶中保存。

十七、五更泻良药——肉豆蔻

肉豆蔻为肉豆蔻科植物肉豆蔻的干燥种仁。为五更泻的康复妙品。

【趣闻传说】 ·+·+·+·+·+·+·+·+·+·+·+·+·+·+·+·+·+

古代有位财主,每天早晨鸡叫头遍时即腹痛、腹泻,一拖就是五年。请中医诊治时,告诉他此病叫"五更泻",开了补骨脂、肉豆蔻等汤剂,服用了二个月,终于治愈,从此才可放心睡个懒觉,身体也越来越好。

【性味归经】 ·+·+·+·+·+·+·+·+·+·+·+·+·+·+·+·+·+·

性温,味辛、微苦,入脾、胃、大肠经。

【功效主治】 ·+·+·+·+·+·+·+·+·+·+·+·+·+·+·+·+·+·

温中涩肠:用于脾虚久泻,脾肾虚寒之五更泄泻。

行气消食:用于脾胃虚寒气滞所致的脘腹胀痛、食少呕吐、不思饮食等。

【使用方法】 ·+·+·+·+·+·+·+·+·+·+·+·+·+·+·+·+·+·

煎服:与其他药配伍使用时,用量为 3～6 克,宜后下,不宜久煎。

药膳：烹调中加点肉豆蔻能使菜肴芳香可口,去腥解腻,增进食欲。

研末：肉豆蔻研成细粉,一般取 1～2 克。

丸散剂：肉豆蔻烘干研末单味或与其他药味混合加工制成丸散剂。

泡酒：肉豆蔻浸入适量优质白酒中,浸泡数周后饮酒。

【药理作用】

肉豆蔻具有镇静催眠、抗菌、促进胃液的分泌、刺激胃肠蠕动、保肝、抗肿瘤等作用。

【药膳验方】

1. 肉豆蔻生姜粥

组成：肉豆蔻 8 克,生姜 2 片,粳米 60 克。

制法：把肉豆蔻捣碎研为细末,粳米煮粥,待粥将熟时,加入豆蔻末及生姜,再煮 2～3 沸即成。

用法：早晚分食。

功效：温补脾肾,助运止泻。

主治：脾肾两虚所致的久泻不愈,五更泻,怕冷乏力。

2. 肉豆蔻馒头

组成：肉豆蔻 15 克,面粉 1000 克,酵面 50 克。

制法：肉豆蔻研细末。面粉加水加酵面发面,揉匀成团,待发好后,适时加入碱水适量,撒入肉豆蔻粉末,用力揉面,直至碱水、药粉均匀后,做成馒头蒸熟。

用法：早餐主食。

功效：温中健脾理气。

主治:腹痛胀闷不舒,食欲缺乏,食少便溏。

3. 四神粉

组成:补骨脂(炒)200 克,肉豆蔻(生用)100 克,五味子 100 克,吴茱萸 200 克,生姜 200 克,大枣 250 克。

制法:上述诸药研成细末,瓶装备用。

用法:每次 9 克,每日 2 次,空腹盐汤送服。

功效:补肾健脾。

主治:脾虚久泻,脾肾虚寒之五更泄泻,不思饮食。

4. 肉豆蔻蒸鲫鱼

组成:鲫鱼 2 尾(重约 750 克),肉豆蔻 4 粒,陈皮 5 克,精盐、生姜、黄酒、胡椒粉、麻油、味精各适量。

制法:将肉豆蔻洗净后沥干水,研成细末。把陈皮、生姜放入清水中洗净,陈皮切成细丝,生姜切成薄片。鲫鱼去鳞、鳃及内脏,洗净后将肉豆蔻、葱花分装两鱼腹内。将鱼肚对鱼肚,放在长盘中间排齐,底下放陈皮,上面撒胡椒粉、味精、黄酒、精盐、生姜、陈皮,浇上麻油,上笼蒸约 30 分钟取出,除去陈皮、生姜即成。

用法:佐餐食用。

功效:健脾利湿。

主治:脾胃虚弱所致的食少便溏、神疲乏力、水肿、消渴、产后乳少、痢疾、便血等。

5. 肉豆蔻乌鸡汤

组成:乌骨母鸡 1 只(重 1000 克以上),肉豆蔻 30 克,草果 2 枚,精盐、黄酒、葱段、生姜片各适量。

制法:将乌骨母鸡宰杀,去毛、肠杂,洗净。将肉豆蔻、草果烧存性,放入鸡腹内,扎紧,放入锅中,加入清水、精盐、黄酒、葱段、生姜片,用旺火烧开后转用小火煮熟即成。

用法:佐餐食用。

功效:补中益气,健脾止泻。

主治:大便溏泄,食欲缺乏,倦怠乏力,脘腹胀痛。

6. 参芪豆蔻苡仁饮

组成:黄芪 20 克,党参 15 克,仙灵脾 10 克,肉豆蔻 10 克,薏苡仁 30 克。

用法:将以上 5 味同入锅中,加适量水,煎煮 2 次,每次 30 分钟,去渣取汁即成。

功效:上、下午分服。

主治:温补脾肾,助运止泻。主治脾肾两虚所致的五更泄泻,不思饮食。

【应用注意】

湿热泻痢及阴虚火旺者禁服。

用量不宜过大,过量可引起中毒,出现神昏、瞳孔散大及惊厥。内服肉豆蔻粉 7.5 克,可引起眩晕,甚至谵语、昏睡,大量可致死亡。

【保存方法】

宜晒干置于密封瓶中保存。

第五章

补阴类养生本草

一、外来中药——西洋参

西洋参为五加科植物西洋参的干燥根。西洋参原产于北美洲,主产于美国、加拿大及法国,我国亦有栽培。

【趣闻传说】

清朝康熙年间,万人出关挖人参。此事被当时正在中国的法国牧师雅图斯见到,以《关于远东植物人参》为题写了一篇文章,发表在 1714 年英国皇家学会会刊上。该文记述了中国人参的外部形态和用途,并附有原植物图。后来,文章传到一位住在加拿大魁北克的法国传教士手上,他仔细研究了从中国寄去的人参植物标本,认为当地与远东地区人参产地的自然环境相近,便雇用印第安人在加拿大南部蒙特利尔的森林中展开寻找,于 1716 年发现了与人参类似的植物西洋参。不久,在加拿大东南部、美国东部也找到了野生的西洋参。受东方市场高额利润的吸引,当时掀起了一股采挖西洋参的热潮。西方人因此向中国及东亚地区出口西洋参,大发其财。

【性味归经】

性凉,味甘、微苦,归心、肺、肾经。

【功效主治】

补气养阴:用于气阴两虚所致的少气懒言、干咳少痰、神疲乏力、自汗盗汗、口渴多饮等。

清火生津:用于阴亏火旺所致的咳喘痰血、虚热烦倦、内热消渴、口燥咽干等。

【使用方法】

煎服:单味文火慢煎,或者将西洋参汁加入其他药汁中同服。

研末:将西洋参研成细粉,一般用量为 3～5 克。

药膳:可入菜肴,与其他食材如乌骨鸡、鸭等炖服或蒸服,或者研粉与粳米同煮为粥。

含服:将无皮西洋参放在饭锅内蒸一下,使其软化,然后用刀将参切成薄片,放在玻璃瓶内,一次口含 1 片,每天 2～4 克,早饭前、晚饭后含于口中,细细咀嚼。

泡酒:西洋参浸入适量优质白酒中,浸泡数月后饮酒。

泡茶:将西洋参研成细粉,取 5 克,用纱布或滤纸包好,置杯中,冲入沸水,加盖后约 5 分钟即可饮用,可重复冲服几次至无味止。

丸散剂:西洋参烘干研末与其他药味混合加工制成丸散剂。

【药理作用】

西洋参具有改善心肌功能、抗心律失常、抗休克、抗动脉硬化、增强体质、促进造血功能、镇静、降血糖、增强免疫力等作用。

【药膳验方】

1. 西洋参桂圆茶

组成:桂圆肉 30 克,西洋参片 3 克,白糖适量。

制法:将桂圆肉去杂洗净,与西洋参片一起放入盆内,加入白糖和适量水,置沸水锅中蒸 40 分钟即成。

用法:当茶,频频饮用。

功效:补气养血,滋阴宁心。

主治:久病体虚,平素易于外感。

2. 西洋参炖乌鸡

组成:西洋参 5 克,乌鸡 1 只(重约 1000 克),冬笋 150 克,鲜汤 100 克,精盐、黄酒、味精、葱、生姜各适量。

制法:将乌鸡宰杀,去毛及内脏,洗净剁块,加黄酒腌 15 分钟,用开水烫去血沫。西洋参用温水泡软切片。葱、生姜洗净拍松。冬笋切花叶形。取压力锅,下入乌鸡块、黄酒、精盐、葱、生姜、西洋参、鲜汤,加盖,上火烧开后 10 分钟,取出。取锅 1 只,装入鸡块,倒入原汤,摆上冬笋,下味精,上笼蒸约 10 分钟即成。

用法:当菜佐餐,随意食用。

功效:补气养血,滋阴宁心。

主治:久病体虚,平素易于外感,面黄贫血。

3. 西洋参含服方

组成:西洋参 30 克。

制法:将蒸软的西洋参切成薄片,晒干或烘干瓶装备用。

用法:每次 2 片,含于口中,吞下唾液,含 10 分钟后咀嚼咽下。

功效:益气养阴,降糖生津。

主治:各型糖尿病,对气阴两虚型、阴虚火旺型糖尿病尤为适宜。

4. 西洋参石斛茶

组成:西洋参 5 克,石斛 30 克。

制法:将西洋参洗净,晒干或烘干,切成饮片,放入较大容器内。将石斛洗净,晾干后切成片,放入砂锅,加足量清水,用大火煮沸后,改用小火煨煮 30 分钟,用洁净纱布过滤,收集滤汁,盛入放有西洋参饮片的容器中,加盖闷 15 分钟即成。

用法:当茶,频频饮用,当日饮完。

功效:养阴清热,利咽生津。

主治:阴虚内热所致的头晕目眩、耳鸣耳聋及白细胞减少。

5. 洋参花粉消渴茶

组成:西洋参 2 克,黄芪 20 克,天花粉 10 克,五味子 10 克。

制法:先将西洋参洗净,晒干或烘干,研成极细末,备用。将黄芪、天花粉、五味子洗净后,晒干或烘干,共研成细末,与西洋参细末充分混合均匀,一分为二,装入绵纸袋中,挂线封口,备用。

用法:冲茶饮,每日 2 次,每次 1 袋,放入杯中,用沸水冲泡,加盖,闷 15 分钟后频频饮用。一般每袋可连续冲泡 3～5 次,当日饮完。

功效:益气生津,止渴降糖。

主治:阴阳两虚型糖尿病,对气阴不足、津液耗损所致的糖尿病尤为适宜。

6. 西洋参银鱼羹

组成:银鱼 200 克,怀山药 100 克,黄芪 30 克,西洋参 3 克,黄酒、葱花、姜末、精盐、味精、麻油各适量。

制法:先将怀山药、黄芪分别洗净,切片后晒干或烘干,共研成细末。再将西洋参洗净,切片,晒干或烘干,研成极细末。将银鱼洗净,放入煮沸的汤锅中,用小火煨煮 5 分钟,烹入黄酒,加怀山药、黄芪细末,拌和均匀,用小火继续煨煮 20 分钟,待银鱼酥烂、汤成稀羹状时调入西洋参细末,加葱花、姜末、精盐、味精,调和均匀,淋入麻油即成。

用法:当菜佐餐,适量服食。

功效:清热解毒,补虚润燥,降血糖。

主治:肾阴亏虚型糖尿病及头晕目眩、腰膝酸软、口干口渴等。

7. 西洋参炖猪肺

组成:西洋参粉 3 克,白萝卜 200 克,猪肺 100 克,葱白 10 克,生姜 5 克,精盐 2 克,黄酒 10 克。

制法:把猪肺洗净,切成 4 厘米见方的块状,白萝卜洗净,切成 4 厘米见方的块状;姜拍松、葱白切段。把猪肺、萝卜、姜、葱、盐、黄酒放入炖锅内,加水 1000 毫升。将炖锅置大火上烧沸,再用小火炖煮 50 分钟,放入西洋参粉,调匀即成。

用法：当菜佐餐，食萝卜、猪肺，喝汤。

功效：清肺养阴，润燥降糖。

主治：燥热伤肺型糖尿病及咳嗽少痰、口干口苦等。

8. 洋参鲫鱼汤

组成：西洋参3克，黄精15克，鲫鱼300克，红豆5克，黄酒、植物油各适量。

制法：将鲫鱼宰杀，去鳃、鳞及内脏，洗净，入植物油锅煸炒片刻，加黄酒，烹饪出香，盛入大碗中，备用。西洋参、黄精、红豆分别洗净，西洋参切成片，黄精切成小段或切成薄片。红豆用温水泡发，备用。将炖锅置大火上，加清汤或清水1000毫升，煮沸后放入煸透的鲫鱼，加入红豆，用小火炖煮30分钟，加入洋参片、黄精段或片，拌匀即成。

用法：当汤佐餐，适量服食，吃鲫鱼，喝汤，嚼食西洋参、黄精。

功效：清热消肿，生津止渴，降血糖。

主治：胃燥津伤型糖尿病及口干乏力、产后缺乳等。

【应用注意】

中阳虚衰、寒湿中阻及湿热郁火者禁服；忌茶，因茶叶中含有多量的鞣酸，会破坏西洋参中的有效成分，必须在服用西洋参2～3日后才能喝茶。

不良反应：有的人服西洋参后，会出现畏寒、体温下降、食欲缺乏、腹痛腹泻；也有的会发生痛经和经期延迟；还有的会发生过敏反应，上下肢呈现散在性大小不等的水疱，瘙痒异常，停药后，水疱可自行吸收消退。

【保存方法】

保存于干燥、密封的玻璃或搪瓷器皿中,以防止受潮、泛油、发霉、变色、虫蛀。

二、滋阴降火上品——玄参

玄参为玄参科植物玄参的干燥根。功效主要为养阴降火。

【趣闻传说】

民国时期有位私塾先生咽干咽痛数月,说话声哑,不能给学生上课,久治难愈,心急如焚。后遇一位南京的名医张简斋,开方只 5 味药:玄参、麦冬、桔梗、射干、生甘草,煎服 7 剂后痊愈。这个处方即古方玄麦甘桔汤加上了射干,收到了神效。

【性味归经】

性微寒,味甘、苦、咸,归肺、胃、肾经。

【功效主治】

清热凉血:用于温热病热入营血所致的身热烦渴、舌绛发斑、吐血衄血等。

滋阴降火:用于阴虚火旺所致的骨蒸劳嗽、虚烦不寐、津伤便秘、目涩昏花、咽干口渴等。

解毒散结:用于热毒蕴结所致的咽喉肿痛、瘰疬痰核、

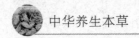

痈疽疮毒等。

【使用方法】

煎服:单味或者配伍其他药味一同煎服,一般用量为9~15克。

药膳:玄参可与其他食材如鸡、猪肉、鱼等烹调。

研末:将玄参研成细粉,一般用量为5克。

丸散剂:玄参烘干研末单味或与其他药味混合加工制成丸散剂。

外用:玄参捣敷或研末调敷。

【药理作用】

玄参具有镇静、抗菌、降压、降糖等作用。

【药膳验方】

1. 玄参蜜汁

组成:玄参15克,蜂蜜50克。

制法:玄参加水1000毫升,文火煎煮30分钟,去渣取汁,放至微温时调入蜂蜜,搅拌均匀即成。

用法:代茶饮,每日1剂。

功效:滋阴降火,清热解毒。

主治:阴虚火旺、热毒炽盛所致的骨蒸劳嗽、虚烦不寐、津伤便秘、目涩昏花、咽干口渴、咽喉肿痛等。

2. 玄参丸

组成:玄参、天冬(去心、焙)、麦冬(去心、焙)各50克,蜂蜜适量。

制法：上述诸药研为细末，炼蜜和丸如弹子大。

用法：每服 1 丸，含化咽津。

主治：口舌生疮，久治不愈。

3. 玄参炖莲枣

组成：玄参 15 克，大鸭梨 2 个，大枣 250 克，莲子肉 200 克，蜂蜜适量。

制法：大鸭梨去皮和核。玄参加水浓煎，去渣取汁，再加入鸭梨、大枣、莲子、蜂蜜，继续用小火熬至莲子肉烂熟。

用法：当点心食用。

功效：清肺止咳，健脾养胃。

主治：脾肺阴虚所致的咳嗽气喘、神疲乏力、食少便溏、面色少华、痤疮、痱子等。

4. 玄参海参

组成：玄参 20 克，水发海参 500 克，青菜 20 克，冬笋片 5 克，生姜、葱段、精盐、鸡油、味精、胡椒粉、湿淀粉、黄酒各适量。

制法：玄参研成粗末。将海参用温热水洗净，泡 6 小时，放入锅中，加水用微火煮软，换水用小刀刮去表面黑沙，剖开腹，抠去肠，洗净，用开水微火煮焖软，泡入清水漂起，片成片状。玄参末煎取汁液少许，过滤。炒锅置火上，放入生姜、葱略煸，放入海参、玄参汁、冬笋片、黄酒、胡椒粉、味精、精盐，用小火烧入味，放入青菜推转，用湿淀粉勾芡，将汁收浓，淋上鸡油，起锅装盘即成。

用法：当菜佐餐，随意食用。

功效：补益肝肾，滋阴降火。

主治：肝肾阴虚所致的头晕眼花、腰膝酸软、失眠健忘、耳聋耳鸣、神疲乏力等。

5. 玄麦生大黄茶

组成:玄参 20 克,麦冬 10 克,生大黄 2 克。

制法:将玄参、麦冬、生大黄洗净,放在有盖的大号杯中,用沸水冲泡,加盖闷 10 分钟即成。

用法:代茶,频频饮用,可冲泡 3～5 次。

功效:滋阴清热,凉血润燥。

主治:阴虚内热所致的口干舌燥,对伴有大便干结者尤为适宜。

6. 玄麦甘桔绿茶

组成:玄参 30 克,麦冬 20 克,桔梗 15 克,生甘草 3 克,绿茶 3 克。

制法:将玄参、麦冬、生甘草、桔梗洗净,切成片,晾晒干,同放入砂锅,加足量水,浸泡片刻,大火煮沸后,加入绿茶,拌和均匀,再用小火煎煮 30 分钟,用洁净纱布过滤,收取滤汁放入容器即成。

用法:当茶,频频饮用,当日饮完。

功效:养阴清热,利咽解毒。

主治:阴虚内热所致的咽干咽痛,口腔溃疡。

7. 玄参猪肺汤

组成:玄参 10 克,炙百部 6 克,杏仁 10 克,桔梗 6 克,陈皮 5 克,猪肺 200 克,精盐、味精、生姜片、猪油各适量。

制法:将玄参、百部、杏仁、桔梗、陈皮洗净后装入布袋,扎紧袋口,与洗净、切块的猪肺及生姜片同入锅中,加适量水,用大火煮沸,改用小火炖煮至猪肺熟烂,加入精盐、味精、猪油,再煮沸即成。

用法:当菜佐餐,随意食用。

功效:养阴润肺,清燥止咳。

主治:阴虚咳嗽。

【应用注意】

脾虚便溏或有湿者禁服。

不可与黄芪、干姜、大枣、山茱萸、黎芦同用。

【保存方法】

保存于干燥、清洁的玻璃或搪瓷器皿中,需经常检查,防受潮、防霉变、防虫蛀。

三、滋阴凉血良药——生地黄

生地黄为玄参科植物地黄的新鲜块根。主要养生功效为滋阴降火。

【趣闻传说】

清代有位大财主的千金发热 10 天不退,神昏出斑,病情危急,众医束手无策,不敢接诊。后找到名医吴鞠通,除开了二剂清热败毒中药外,嘱为其灌服新鲜生地黄汁,两天后即神清斑疹消退。又易方调治两周痊愈。

【性味归经】

性寒,味甘,归心、肝、肾经。

【功效主治】

清热凉血:用于急性热病所致的高热神昏、斑疹,血热妄行之吐血、衄血、崩漏、便血,口舌生疮,咽喉肿痛,跌打伤痛,痈肿。

生津润燥:用于津伤烦渴,劳热咳嗽等。

【使用方法】

煎服:单味或者配伍其他药味一同煎服,一般用量为10~30克。

药膳:生地黄可与其他食材如鸡、猪肉等烹调。

研末:将生地黄研成细粉,一般用量为5~10克。

丸散剂:生地黄烘干研末单味或与其他药味混合加工制成丸散剂。

制膏:生地黄200~500克与其他药味同入砂锅,小火煎熬去渣取汁,汁液用文火熬制成膏。

外用:生地黄捣敷,或取汁涂搽。

【药理作用】

生地黄具有调节免疫功能、调节内分泌、促进造血功能等作用。

【药膳验方】

1. 生地黄炖鸭

组成:生地黄30克,牡丹皮12克,鸭1只,精盐适量。

制法:先将鸭宰杀后洗净,再把生地黄、牡丹皮纳入鸭腹内,放入砂锅,加适量水,炖熟后加精盐调味即成。

用法:佐餐食用。

功效:滋阴清火,益气养血。

主治:气血阴液亏虚所致的面色少华、潮热盗汗、神疲乏力、腰膝酸软、咽干口渴等。

2. 生地柚汁豆奶

组成:鲜生地黄 15 克,柚子 1 只,豆浆 250 毫升。

制法:先将柚子剥去外皮,取瓤瓣,去子后切碎,与洗净的鲜生地黄一同放入家用榨汁机中,快速绞榨取汁,用洁净纱布过滤,收取滤汁,备用。再将豆浆放入锅中,用小火或微火煮沸,随即调入滤汁拌匀即成。

用法:早晚分服。

功效:生津止渴,补肾降糖。

主治:各型糖尿病,对肾阴亏虚型糖尿病尤为适宜。

3. 甘蔗鲜藕生地汁

组成:紫皮甘蔗 150 克,鲜藕 100 克,鲜生地黄 60 克。

制法:甘蔗、鲜藕、鲜生地黄分别拣洗干净,甘蔗切割成 2 厘米长的段,鲜藕、鲜生地均切成片,同放入洁净的榨汁机内,压汁去渣,收取汁液盛入容器即成。

用法:早晚 2 次分服。

功效:清热凉血,利尿通淋。

主治:热毒蕴结型膀胱炎,症见小便涩痛、有热感及血尿等。

4. 生地石膏茶

组成:生地黄 30 克,石膏 60 克,冰糖 10 克。

制法:将生地黄、石膏放入锅中,加水煎煮 40 分钟,去渣取汁,加入冰糖,搅匀即成。

用法:当茶,频频饮用。

功效:清凉降糖,生津止渴。

主治:肺胃燥热型糖尿病及口干口疮。

5. 绿豆生地银花茶

组成:绿豆 30 克,生地黄 20 克,金银花 20 克。

制法:将生地黄和金银花加水煎汤,去渣取汁,再加绿豆用小火煎汤,待绿豆熟烂即成。

用法:早晚分服。

功效:降糖解毒,凉血滋阴。

主治:肺胃燥热所致的口干舌燥及皮肤化脓性感染。

6. 地黄山药粥

组成:生地黄 60 克,山药 100 克,粟米 50 克。

制法:先将山药除去根须,洗净,可连皮切成黄豆大的小丁,放入碗中,备用。将生地黄洗净,切片,放入砂锅,加水浓煎 2 次,每次 20 分钟,合并 2 次煎汁,备用。粟米淘净后,放入砂锅,大火煮沸后,改用小火煨煮至稠烂,加山药小丁,调匀,煨煮成粥,粥将成时,兑入生地黄煎汁,拌和均匀即成。

用法:早晚 2 次分服。

功效:清热生津,降血糖。

主治:各种类型糖尿病。

7. 地黄甲鱼汤

组成:熟地黄 15 克,枸杞子 30 克,甲鱼 1 只(重约 300克),精盐、生姜、葱各适量。

制法:将甲鱼放沸水锅中烫死,剁去头爪,揭去甲壳,掏出内脏,洗净,切成小方块,放入砂锅内。再将洗净的枸杞子、熟地黄放入砂锅,加适量水,大火烧开,加入精盐、生姜、葱、改用小火炖至甲鱼肉熟透。

用法:当汤佐餐,随意食用。

功效:滋阴补肾,增强免疫力。

主治:阴虚所致的腰膝酸软、耳聋耳鸣、月经不调等。

8. 牛骨髓生地汤

组成:牛骨髓 60 克,生地黄 60 克,当归 30 克,蜂蜜 30 克。

制法:将牛骨髓放入砂锅,加水浸泡片刻。将生地黄、当归洗干净,切成片,加水煮沸 40 分钟,过滤取汁,加入牛骨髓浸泡的砂锅。锅置火上,用中火煨煮 30 分钟,停火后调入蜂蜜,拌匀即成。

用法:早晚分服。

功效:滋补肝肾。

主治:肝阴不足型全血减少。

【应用注意】

生地黄性寒而滞,易助湿,凡脾虚有湿,热病夹湿者忌用。

胃虚食少者慎服。

【保存方法】

生地黄含水分较多,宜贮存于缸、坛之中,盖严,既要防水分减少而干燥,又要防受潮霉变。

四、养阴化痰上品——南沙参

南沙参为桔梗科植物轮叶沙参或沙参的干燥根。公认的养生作用是滋阴清肺化痰。

【趣闻传说】

古时人参在我国北方野生甚多。由于大量采挖,终使野山参濒于绝种。有位药农深感痛心,便试着把人参种植到自家的田园,使其繁殖。不料老母身染重病,需要人参急救。药农是位孝子,将参挖出为母治病。因为此参种在比较肥沃的沙地里,所以比野生者粗大而肥厚,汁液甚多。他灵机一动,用小刀将参的下部划破,用手挤出汁液,然后又种在地里。老母病好了,参也活了下来,几经繁殖,此参已非野生之形,功用也不敌野山参,只好另起名叫"沙参"。

【性味归经】

性微寒,味甘,归肺、胃经。

【功效主治】

清肺养阴:用于肺热燥咳、久咳声哑、阴虚劳嗽、干咳痰黏、咳嗽咯血,并伴有潮热盗汗、五心烦热等。

益气化痰:用于气阴不足所致的神疲乏力、五心烦热、咳嗽咯血、咽干口渴、气短气促、食欲缺乏等。

养胃生津:用于胃阴不足所致的食欲缺乏、倦怠乏力、胃脘嘈杂、咽干口渴、大便干结等。

【使用方法】

煎服：单味或者配伍其他药味一同煎服，干品一般用量为 10～15 克，鲜品为 15～30 克。

药膳：可与其他食材如鸡、猪肉等烹调食用，或者与粳米同煮成粥。南沙参的根经煮熟后于清水中浸除苦味，再拌食或炒食、作汤均可。

研末：南沙参焙干研成细粉，一般用量为 2～5 克。

丸散剂：南沙参烘干研末单味或与其他药味混合加工制成丸散剂。

【药理作用】

南沙参具有调节免疫平衡、祛痰、抗真菌、强心等作用。

【药膳验方】

1. 二参茶

组成：南沙参 10 克，北沙参 10 克，木灵芝 5 克，百合 10 克。

制法：将北沙参、南沙参、木灵芝、百合一同放入锅中，加水煎煮取汁，代茶饮。

用法：代茶，频频饮用，每日 1 剂。

功效：养阴清肺化痰。

主治：肺热燥咳、久咳声哑、阴虚劳嗽、干咳痰黏、咳嗽咯血，并伴有潮热盗汗、五心烦热等。

2. 南沙参粥

组成：南沙参 15 克（鲜品 30 克），粳米 30 克，冰糖适量。

制法:将南沙参晒干或烘干后研成细粉。粳米淘洗干净,加水如常法煮粥,将熟时调入南沙参粉,再稍煮稠,加入冰糖即成。

用法:早晚分食。

功效:养阴润肺,清热养胃。

主治:肺热所致的久咳声哑、干咳痰黏、咳嗽咯血,并伴有潮热盗汗、五心烦热等。胃阴不足所致的食欲缺乏、倦怠乏力、胃脘嘈杂、咽干口渴、大便干结等。

3. 南沙参煮蛋

组成:南沙参 20 克,鸡蛋 2 个。

制法:南沙参与鸡蛋洗净,同入砂锅,加水 500 毫升,大火煮沸后改小火煮 20 分钟。

用法:食蛋饮汤,每日 1 剂。

功效:养胃生津。

主治:胃阴不足所致的牙龈肿痛、食欲缺乏、倦怠乏力、胃脘嘈杂、咽干口渴、大便干结等。

4. 南沙参炖猪肉

组成:南沙参 20 克,玉竹 15 克,百合 15 克,怀山药 30克,猪瘦肉 500 克,葱、生姜片、精盐、味精、黄酒、胡椒粉、麻油各适量。

制法:将南沙参、玉竹、百合洗净,装纱布袋扎口。猪肉洗净,焯水切成块。将猪肉、纱布包、山药、葱、生姜、黄酒、精盐一同放入锅中加清水煮,旺火烧开去浮沫,再用小火炖至肉烂,拣去纱布包、葱、生姜,撒上胡椒粉、味精,淋入麻油即成。

用法:当菜佐餐,随意食用。

功效:补气养阴。

主治:气阴不足所致的神疲乏力、五心烦热、咳嗽咯血、咽干口渴、气短气促、食欲缺乏等。

5. 南沙参玉竹焖鸭

组成:南沙参 20 克,玉竹 20 克,鸭 1 只(重约 2000 克),鲜汤 750 毫升,鸡油 75 克,精盐、黄酒、葱段、生姜片、味精、白糖、湿淀粉各适量。

制法:将南沙参、玉竹洗净切片,一同入锅,加水适量,煎煮取浓缩汁 40 毫升。鸭子宰杀,去毛及内脏,从背部劈开洗净,鸭腹向下放在瓷盆内,加入精盐、黄酒、葱段各 5 克,上笼蒸约 1 小时取出。将鸭子脯向下放入锅内,加原汁、鲜汤、药汁及精盐、黄酒、葱段、生姜片、味精、白糖,上火焖 5 分钟,取出后鸭脯向上扣在圆盘内,再将汤用鸡油加淀粉勾成芡汁,浇在鸭子上面即成。

用法:当菜佐餐,随意食用。

功效:养阴补肺。

主治:肺阴亏虚所致的干咳少痰、痰黏难咯、咽干口渴、五心烦热、咳嗽咯血、潮热盗汗等。

6. 南沙参蒲公英饮

组成:南沙参 10 克,蒲公英 10 克,徐长卿 6 克,蜂蜜 5 克。

制法:将南沙参、徐长卿、蒲公英洗净,放入锅中,加适量水,用大火煮沸后,改用中火煎 30 分钟,去渣留汁,待温后加入蜂蜜即成。

用法:代茶,频频饮用。

功效:养阴清胃,行气止痛。

主治:阴虚胃热型慢性胃炎。

7. 南沙参螺旋藻饮

组成:南沙参15克,木香5克,螺旋藻干粉3克,蜂蜜20克。

制法:将南沙参、木香洗净,放入砂锅,加适量水,用大火煮沸后,改用中火煎煮20分钟,去渣留汁,将螺旋藻粉拌入,煎煮2～3分钟,待温后加入蜂蜜即成。

用法:上、下午分服。

功效:养阴清胃,行气止痛。

主治:阴虚胃热型慢性胃炎。

8. 南沙参川贝粥

组成:南沙参30克,川贝粉5克,粳米100克,冰糖30克。

制法:将南沙参洗净,切片,煎汤取汁。粳米淘洗干净,入锅,加适量水,用小火煮成稠粥,粥将成时加入南沙参汁及川贝粉、冰糖,再煮2沸即成。

用法:早晚分食。

功效:滋阴润肺,止咳化痰。

主治:阴虚咳嗽型慢性肺损伤。

【应用注意】

风寒作嗽者忌服,不宜与藜芦同用。

【保存方法】

南沙参含有皂苷、菊糖等成分,在保存过程中易发生虫害蛀蚀。故贮藏过程中要定期检查。贮藏前应充分干燥,并贮于阴凉处。

五、滋阴生津良药——北沙参

北沙参为伞形科植物珊瑚菜的干燥根,为清肺养阴上品。

【趣闻传说】

相传,古代江苏有位县令长年干咳、口干,遍访当地名医求治,迭经治疗,就是不愈。后遇一位老药农,令他采集山上一种叫作北沙参的中药,切片当茶饮用,每天 10 克,连服 1 个月便痊愈了。所以,北沙参在《神农本草经》中列为上品。明代《本草纲目》列为五参(人参、党参、玄参、丹参、沙参)之一。

【性味归经】

性微寒,味甘、微苦,归肺、胃经。

【功效主治】

清肺养阴:用于肺热燥咳、久咳声哑、阴虚劳嗽、干咳痰黏、咳嗽咯血,并伴有潮热盗汗、五心烦热等。

养胃生津:用于胃阴不足所致的食欲缺乏、倦怠乏力、胃脘嘈杂、咽干口渴、大便干结等。

【使用方法】

煎服:单味或者配伍其他药味一同煎服,一般用量为

5～10克。

药膳:可与其他食材如鸡、猪肉等烹调,或者煎取汁液与粳米同煮成粥。

研末:北沙参焙干研成细粉,一般用量为2～5克。

丸散剂:北沙参烘干研末单味或与其他药味混合加工制成丸散剂。

制膏:北沙参200～500克与其他药味同入砂锅中,小火煎熬去渣取汁,汁液用文火熬制成膏。

【药理作用】

北沙参具有免疫抑制作用,其乙醇提取物具有解热镇痛作用,还可双向调节心脏的收缩力。

【药膳验方】

1. 北沙参麦冬饮

组成:北沙参9克,麦冬6克,生甘草3克。

制法:上述诸药研成粗末,放入茶杯中,开水冲泡,加盖闷10分钟。

用法:代茶饮,冲泡数次至淡而无味,每日1剂。

功效:养阴润肺。

主治:肺结核咳嗽,燥咳。

2. 北沙参膏

组成:北沙参、麦冬、知母、川贝母、怀熟地黄、鳖甲、地骨皮各300克,蜂蜜500克。

制法:上述诸药同入砂锅,加水适量,先浸泡2小时,再煎煮40分钟,取汁;药渣加水适量,再煎煮30分钟,去渣取汁,合并两次药汁,倒回砂锅浓缩药液,调入蜂蜜制成膏。

用法:早晚各 1 匙,口服或温开水冲服。

功效:滋阴补肾,润肺化痰。

主治:肺肾阴虚所致的咳嗽无痰、骨蒸劳热、肌肤枯燥、口苦烦渴等。

3. 北沙参炖猪肉

组成:北沙参 20 克,玉竹 15 克,百合 15 克,怀山药 30 克,猪瘦肉 500 克,葱、生姜片、精盐、味精、黄酒、胡椒粉、麻油各适量。

制法:将北沙参、玉竹、百合洗净,装纱布袋扎口。猪肉洗净,焯水切成块。将猪肉、纱布包、山药、葱、生姜、黄酒、精盐一同放入锅中加清水煮,旺火烧开去浮沫,再用小火炖至肉烂,拣去纱布包、葱、生姜,撒上胡椒粉、味精,淋入麻油即成。

用法:当菜佐餐,随意食用。

功效:补气养阴。

主治:气阴不足所致的神疲乏力、五心烦热、咳嗽咯血、咽干口渴、气短气促、食欲缺乏等。

4. 北沙参百合鸭肉汤

组成:北沙参 30 克,百合 30 克,鸭肉 150 克,精盐、黄酒、葱段、生姜片、味精各适量。

制法:北沙参、百合、鸭肉分别洗净切片,一同入锅,加水适量,加黄酒、葱段、生姜片,大火煮沸后改小火煮至鸭肉熟烂,加精盐、味精调味即成。

用法:当菜佐餐,随意食用。

功效:养阴补肺。

主治:肺阴亏虚所致的干咳少痰、痰黏难咯、咽干口渴、五心烦热、咳嗽咯血、潮热盗汗等。

5. 沙参天冬蒸鲫鱼

组成:北沙参 10 克,天冬 10 克,鲫鱼 100 克,黄酒、葱、姜、盐各适量。

制法:将鲫鱼去鳃、鳞、内脏,特别是鱼血与鱼腹中那层黑膜一定要刮净;沙参洗净,切片;天冬洗净切片;葱切段,姜切丝。把天冬、沙参加水 50 毫升,上笼蒸 30 分钟后取出。把黄酒、盐抹在鱼身上,再将鱼放入蒸盆内,把天冬、沙参片放在鱼身上,连药液一同倒入鱼盆内;再把葱、姜放在鱼身上。将鱼盆置蒸笼中,大火蒸 15 分钟即成。

用法:当菜佐餐,适量食用。

功效:滋阴养胃,健脾降糖。

主治:胃燥津伤型、气阴两虚型糖尿病。

6. 二参川连蜜饮

组成:南沙参、北沙参各 20 克,川黄连 3 克,蜂蜜 20 克。

制法:将南沙参、北沙参、川黄连入锅,加水适量,大火煮沸,改小火煎煮 30 分钟,去渣取汁,待药汁转温后调入蜂蜜,搅匀即成。

用法:上、下午分服。

功效:养阴润燥,滋养肺胃。

主治:放射疗法引起的干性皮肤损伤,对伴有口干舌燥、咽部不适、进食时有疼痛感、舌红少津苔黄等症者尤为适宜。

7. 沙参乌梅粥

组成:北沙参 15 克,乌梅 20 克,粳米 50 克,冰糖 15 克。

制法:将北沙参洗净捣碎,与淘净的粳米及乌梅同入锅中,加适量清水,大火煮沸,再用小火煮至粥稠,调入冰糖即成。

用法:早晚分食。

功效:滋阴清热。

主治:阴虚内热所致的低热,手脚心热,口干舌燥。

8. 补阴养胃汤

组成:北沙参 15 克,玉竹 15 克,怀山药 10 克,鹅肉 250 克,蘑菇 30 克,黄酒、精盐、生姜、葱各适量。

制法:把鹅肉洗净,去骨;北沙参发透切片;玉竹洗净切成 2 厘米的段;蘑菇发透,去梗蒂;姜拍松,葱切段。将北沙参、玉竹、山药、鹅肉、蘑菇、黄酒、盐、姜、葱放入炖锅内,加水 800 毫升,先用大火烧沸,再用小火炖煮 1 小时即成。

用法:当菜佐餐,吃肉饮汤。

功效:滋阴养胃,生津止渴。

主治:胃燥津伤型糖尿病。

【应用注意】

风寒致嗽者、肺胃虚寒者忌服。痰热咳嗽,脉实,苔腻者慎服。

【保存方法】

北沙参含较多淀粉,易吸潮,易霉变。因受潮发霉而变色(红色)后,可适当放在阳光下摊晒。霉变严重的应弃用。

六、养阴妙药——麦冬

麦冬为百合科多年生草本植物麦冬的干燥块根,为润肺养胃上品。

【趣闻传说】

麦冬有养阴润肺之功,入茶作饮可养胃生津,清心除烦。一代文豪苏东坡对麦冬饮颇为喜爱,常以之作茶饮用。他将麦冬饮制成家常饮料,置于案头,时时饮用,并有诗曰:"一枕清风直万钱,无人肯买北窗眠。开心暖胃门冬饮,知是东坡手自煎。"

【性味归经】

微寒,味甘、微苦,归心、肺、胃经。

【功效主治】

滋阴润肺:用于肺热干咳、肺痈、久咳声哑、阴虚劳嗽、干咳痰黏、咳嗽咯血,并伴有潮热盗汗、五心烦热等。

养胃生津:用于胃阴不足所致的食欲缺乏、倦怠乏力、胃脘嘈杂、咽干口渴、大便干结等。

清心除烦:用于心阴虚所致的心烦、失眠、健忘、心悸等。

【使用方法】

生用或制用:生麦冬取原材料拣净杂质,用水浸泡,润透后抽去心,再洗净晒干。朱麦冬取去心麦冬,置盆内喷水少许,微润后加朱砂细粉,撒布均匀,并随时翻动,至麦冬表面被朱砂均匀覆盖后取出,晾干。每10千克麦冬,用朱砂150克。朱麦冬清心安神的作用较强。

煎服:单味或配伍其他药味一同煎服,一般用量为10~15克,鲜品加倍。

药膳:可与其他食材如鸡、猪肉等烹调,或者煎取汁液与粳米同煮成粥。

研末:麦冬焙干研成细粉,一般用量为5克。

丸散剂:麦冬烘干研末单味或与其他药味混合加工制成丸散剂。

制膏:麦冬200~500克与其他药味同入砂锅,小火煎熬去渣取汁,汁液用文火熬制成膏。

制剂:麦冬中含有皂苷,在化妆品中可作为乳化剂、清洁剂,还可作为化妆品的润肤添加剂,对粉刺有一定的疗效。

外用:研末调敷,或煎汤涂,亦可用鲜品捣汁涂搽。

【药理作用】

麦冬具有提高免疫力、抗休克、抗心律失常、耐缺氧、降血糖、抗衰老、抗菌等作用。

【药膳验方】

1. 麦冬二参茶

组成:麦冬9克,党参9克,北沙参9克,玉竹9克,天花粉9克,乌梅6克,知母6克,甘草2克。

制法:将麦冬、党参、北沙参、玉竹、天花粉、乌梅、知母、甘草共研粗末,放入茶杯中,加入沸水冲泡,加盖稍闷即成。

用法:代茶饮,每日 1 剂。

功效:滋补胃阴。

主治:萎缩性胃炎。

2. 麦冬山药鸽肉汤

组成:麦冬 20 克,山药 20 克,鸽子 1 只,调料适量。

制法:先将麦冬、山药分别洗净,麦冬切洗净,山药切成片,盛入碗中,备用。再将鸽子宰杀,去毛、爪及内脏,洗净,入沸水锅中焯一下,捞出,剖切成 10 块,并将鸽肉放入炖盆内,加料酒、精盐、葱花、姜末及清汤 800 毫升,麦冬、山药、随即放入,上笼屉蒸 30 分钟,待鸽肉酥烂取出,加味精适量,调味即成。

用法:当菜佐餐,适量服食。

功效:补益肺肾,止消渴,降血糖。

主治:肾阴亏虚型糖尿病。

3. 麦冬乌梅止渴茶

组成:麦冬 15 克,乌梅 6 枚。

制法:将麦冬、乌梅分别洗净。麦冬切碎,与乌梅同入砂锅,加足量水,中火煎煮 20 分钟,过滤,取煎液约 2000 毫升即成。

用法:代茶,频频饮用,当日饮用。

功效:生津止渴,养阴降糖。

主治:各型糖尿病。

4. 麦冬蛤肉汤

组成:麦冬 15 克,地骨皮 12 克,小麦 30 克,蛤蜊肉 100 克。

制法:将蛤蜊肉洗净切成片,与洗净的麦冬、地骨皮、小麦一同入锅,加水适量,用旺火煮沸,再转用小火慢炖至肉熟烂即成。

用法:当菜佐餐,食肉饮汤。

功效:滋阴生津,清热润燥,降低血糖。

主治:各型糖尿病。

5. 麦冬杏仁猪肺汤

组成:麦冬 15 克,苦杏仁 20 克,猪肺 1 具,葱末、精盐、味精、黄酒、五香粉、麻油各适量。

制法:先将麦冬、苦杏仁分别拣去杂质,洗净,麦冬晾干后切成饮片,苦杏仁泡涨,去皮尖,备用。再将猪肺放入清水中漂洗 1 小时,除杂后切成块状,与麦冬、苦杏仁同放入砂锅,加足量清水(以浸没猪肺为度),用大火煮沸,烹入黄酒,改用小火煨炖 1.5 小时,待猪肺熟烂如酥时,加葱花、姜末、精盐、味精、五香粉,拌匀,再煮至沸,淋入麻油即成。

用法:当汤佐餐,吃猪肺喝汤,缓缓嚼食麦冬、杏仁,徐徐咽下。

功效:养阴清热,抗癌生津。

主治:阴虚内热所致的口咽干燥,干咳少痰。

6. 松子麦冬膏

组成:松子 300 克,麦冬 200 克,蜂蜜 500 克。

制法:将松子、麦冬捣烂成泥状,蒸熟,加蜂蜜,调匀成膏状。

用法:每日 2 次,每次 10 克,温开水送服。

功效:滋阴润肺,止咳化痰。

主治:阴虚咳嗽所致的干咳少痰,口咽干燥。

7. 麦冬四汁饮

组成:鲜麦冬 30 克,梨 50 克,荸荠 30 克,甘蔗 100 克,

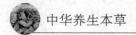

鲜藕 50 克。

制法:麦冬洗净。梨去皮,切片。生荸荠洗净,切片。甘蔗去皮,切小段。鲜藕洗净,切片。将上述原料共同压榨取汁。

用法:上、下午分服。

功效:滋养胃阴,促进食欲。

主治:胃阴亏虚所致的食欲缺乏、干呕等。

8. 梨子五汁饮

组成:梨 1 个,鲜芦根 100 克,荸荠 75 克,鲜藕 50 克,鲜麦冬 15 克。

制法:将梨去皮洗净,切成薄片。鲜芦根、荸荠、鲜藕、鲜麦冬分别洗净,放入温开水中浸泡片刻,取出后切碎。将上述所有原料放入榨汁机中榨取汁即成。

用法:上、下午分服。

功效:清肺化痰,清热止咳。

主治:痰热伏肺所致的咳嗽痰多,色黄质稠。

【应用注意】

虚寒泄泻、湿浊中阻,以及风寒或寒痰咳喘者忌服。

【保存方法】

麦冬含麦冬皂苷及多量的葡萄糖、果糖、蔗糖等,贮存环境条件较差时,极易吸潮、发热、发霉,出现哈喇味或霉酸味,夏季必须勤检查、勤翻晒,趁热装箱,压紧、密封。量少最好贮存于密闭容器内,并加适量干燥剂。

七、肺肾阴虚要药——天冬

天冬为百合科植物天冬的干燥块根,为纠正肺肾阴虚的养生要药。

【趣闻传说】

天冬在《神农本草经》中被列为上品,久服有轻身益气延年、辟谷不饥之功。据《列仙传》记载:古时有一名叫赤松子的人,得服天冬之方。服至十日,身轻目明;二十日,百病愈,颜色如花;三十日,发白渐黑;五十日,行及奔马。年逾古稀之时,齿落更生,细发复出,被列为"群仙之首"。

【性味归经】

性寒,味甘、苦,归肺、肾经。

【功效主治】

滋阴润燥:用于肺阴虚所致的干咳少痰、久咳声哑、咳嗽咯血等;可用于肾阴虚所致的耳鸣、腰膝酸软、眩晕,以及阴虚火旺引起的潮热盗汗、五心烦热等;亦用于胃阴不足所致的食欲缺乏、倦怠乏力、胃脘嘈杂、咽干口渴、大便干结;还用于糖尿病的多饮、多尿。

清肺降火:用于肺热所致的干咳少痰、咽喉肿痛等。

【使用方法】

煎服:单味或配伍其他药味一同煎服,一般用量为 10～

15 克,鲜品加倍。

药膳:可与其他食材如鸡、猪肉等烹调,或者煎取汁液与粳米同煮成粥。

研末:天冬焙干研成细粉,一般用量为 5 克。

丸散剂:天冬烘干研末单味或与其他药味混合加工制成丸散剂。

制膏:天冬 200～500 克与其他药味同入砂锅,小火煎熬去渣取汁,汁液用文火熬制成膏。

制酒:天冬煎取汁液,与糯米酿酒。

外用:研末调敷,或煎汤涂,亦可用鲜品捣汁搽。

【药理作用】

天冬具有抗菌、杀灭蚊蝇幼虫、抗肿瘤、镇咳祛痰等作用。

【药膳验方】

1. 二冬膏

组成:天冬(去心)、麦冬(去心)各 300 克,蜂蜜 500 克。

制法:上述二药同入砂锅,加水适量,先浸泡 2 小时,再煎煮 40 分钟,取汁;药渣加水适量,再煎煮 30 分钟,去渣取汁,合并两次药汁,用砂锅浓缩药液,调入蜂蜜制成膏。

用法:不时含服。

功效:滋阴润肺,益胃生津。

主治:肺胃燥热所致的痰涩咳嗽、久咳声哑、咳嗽咯血、食欲缺乏、倦怠乏力、胃脘嘈杂、咽干口渴、大便干结。

2. 二冬止咳汤

组成:天冬、麦冬各 15 克,炙百部 9 克,瓜蒌仁、陈皮各

6 克。

制法:上述诸药同入砂锅,加水适量,先浸泡半小时,再煎煮 40 分钟,取汁;药渣加水适量,再煎煮 30 分钟,去渣取汁,合并两次药汁。

用法:1—3 岁每剂分 3 次服;4—6 岁每剂分 2 次服;7—10 岁 1 次顿服。

功效:润肺止咳。

主治:百日咳、燥咳及久咳不愈。

3. 天冬排骨汤

组成:天冬 20 克,猪排骨 200 克,植物油、精盐、米酒、葱花各适量。

制法:天冬煎取汁液。排骨洗净砍成块。葱花洗净切细。将排骨放入锅中,加植物油炒片刻,加入米酒翻炒后,加水适量煮汤,汤沸后倒入天冬汁,再用小火煮 20 分钟,放入植物油、精盐、葱花调味即成。

用法:当汤佐餐,随意食用。

功效:滋阴润燥、健脾养胃。

主治:阴虚所致的潮热盗汗、五心烦热、咽干口渴、大便干结、干咳少痰、头晕目眩、神疲乏力、食欲缺乏等。

4. 天冬牛蹄筋汤

组成:牛蹄筋 100 克,天冬 20 克,黄精 15 克,鸡血藤 15 克,黄芪 20 克,精盐适量。

制法:将牛蹄筋洗净,切片。天冬、黄精、鸡血藤、黄芪洗净入布袋,与牛蹄筋一同放入砂锅中,加水适量,用旺火煮沸 15 分钟,再用小火煎熬约 1 小时,加入精盐调味即成。

制法:当汤佐餐,随意食用。

功效:滋阴润燥,补益气血。

主治:气血阴液亏虚所致的潮热盗汗、五心烦热、咽干口渴、大便干结、干咳少痰、头晕目眩、神疲乏力、食欲缺乏、面色萎黄、声低懒言等。

5. 天冬绿茶

组成:天冬 10 克,绿茶 2 克。

制法:将天冬洗净,晾晒干,切成片,与绿茶同放入杯中,用沸水冲泡,加盖闷 15 分钟,即可饮用。

用法:当茶,频频饮服,可冲泡 3~5 次,最后天冬片嚼食咽下。

功效:养阴清热,利咽生津。

主治:阴虚内热所致的口咽干燥,口腔溃疡。

6. 双冬芹菜茶

组成:新鲜芹菜 500 克,麦冬 15 克,天冬 15 克。

制法:将新鲜芹菜择洗干净,放入温开水中浸泡 30 分钟,捞出,切碎如细末状,立即放入家用榨汁机中,快速榨取汁,用洁净纱布过滤,盛入碗中,备用。再将麦冬、天冬洗净,晒干或烘干,研成极细末,一分为二,放入绵纸袋中,挂线封口,待用。

用法:每日 2 次,每次取药袋 1 个,放入杯中,用沸水冲泡,加盖,闷 15 分钟,倒入适量芹菜汁,混匀,频频饮用,一般每袋可连续冲泡 3~5 次。

功效:温中补虚,生津止渴,降血糖。

主治:阴虚阳浮型糖尿病。

7. 天冬黄精蒸白鸽

组成:天冬 20 克,黄精 20 克,白鸽 1 只,黄酒、葱、生姜、精盐、味精各适量。

制法：把白鸽宰杀去毛及内脏；天冬、黄精切片；葱切段、姜切丝。将黄酒、盐抹在白鸽身上，放入蒸盆内，加黄精、鸡汤或上汤 200 毫升。然后把蒸盆放入蒸笼，用大火大气蒸 40 分钟即成。

用法：当菜佐餐，适量食用。

功效：滋阴清胃。

主治：胃燥津伤型糖尿病。

8. 天冬南瓜粉

组成：鲜嫩青南瓜 2000 克，天冬 50 克。

制法：将鲜嫩青南瓜去蒂，洗净外表皮，连皮将南瓜切成片，与天冬一道晒干或烘干，碾成细粉，装入密封容器或按量分装入袋，贮存备用。

用法：每日 2 次，每次 50 克，用沸水冲泡，拌匀后服食。

功效：清肺润燥，健脾止渴，降血糖。

主治：燥热伤肺型糖尿病，对中老年 2 型糖尿病轻症患者尤为适宜。

【应用注意】

虚寒泄泻及风寒咳嗽者禁服。

【保存方法】

天冬容易霉变、虫蛀，应置阴凉干燥处贮存。

八、清补佳品——石斛

石斛为兰科植物金钗石斛、霍山石斛、鼓槌石斛或流苏石斛的栽培品及其同属植物近似种的新鲜或干燥茎。它是我国文献中最早记载的兰科植物之一。为滋阴的清补养生妙品。

【趣闻传说】

在浙江乐清县的一个小镇,曾一直流传着这样一则故事。四百多年前的明代,有年夏季,连降暴雨,山洪暴发,小镇中水没过膝。7天后洪水虽已退尽,但镇上的居民却得了一种奇怪的病,男女老少都面黄肌瘦,浑身乏力。有一天,一位捉蛇郎,仔细搜寻后告诉人们,上游的山洞中有一条毒蛇,洪水把它的毒汁冲下污染了溪水,大家喝了溪水后就染了病。捉蛇郎费了九牛二虎之力把毒蛇置于死地,但他自己却被这条大毒蛇缠咬得遍体鳞伤,气息奄奄。当人们举着火把冲进山洞把他抬出来的时候,死去多时的大毒蛇还盘绕在他的身上。镇上一位须发皆白的老中医抢上前一搭脉,认为还有救,但因阴伤津亏,极度虚弱,需要一株民间流传的"还魂仙草"才能救这位英雄的性命。

所谓"还魂仙草",即是中草药中充满神秘色彩的"铁皮石斛"。它生长在高山峻岭悬崖的背阴处,不仅十分稀少,而且有一种凶猛的"飞鼠"守护着。药农大多不敢冒险采药,因为飞鼠会咬断他们沿岸放下去的绳索,不少药农因此而坠崖身亡。但是为了救英雄,仍然要冒险一试,药农们连夜打着火把爬上了雁荡山,天微明时已用葛藤搓成了一根柔韧耐磨的长藤索,把一位身手矫捷的药农慢慢放下悬崖。悬崖上栖息的飞鼠被惊起了,它们轮番向藤索飞扑过去啮咬,崖上的人们便把点燃的火把投向飞鼠,人与飞鼠展开了搏斗,而被悬吊在崖壁上的药农,不顾飞鼠的袭击,用腿蹬着岩壁,竭力寻找铁皮石斛。经过一番拼搏,他终于在几处石缝中采到了三兜粗壮的铁皮石斛。人们捧着草药赶紧下山,交给老中医,老中医将鲜石斛用铁钵研碎取汁,把鲜石斛汁一滴一滴喂入捉蛇郎的嘴里。说来神奇,眼看要断气的捉蛇郎竟渐渐出现了生机,尔后慢慢睁开了眼,原来担忧的人们顿时欢呼起来。

【性味归经】

性微寒,味甘,归胃、肺、肾经。

【功效主治】

滋阴清热:用于肺热或肺阴虚所致的久咳声哑、干咳痰黏、咳嗽咯血,又用于肾阴虚所致的耳鸣、腰膝酸软、眩晕,以及阴虚火旺所致的潮热盗汗、五心烦热等。

养胃生津:用于胃阴不足所致的食欲缺乏、倦怠乏力、胃脘嘈杂、胃痛干呕、咽干口渴、大便干结等。

【使用方法】

煎服:单味或者配伍其他药味一同煎服,一般用量为10～15克,鲜品加倍。鲜石斛清热生津力强,热津伤者宜之;干石斛用于胃虚夹热伤阴者为宜。

药膳:可与其他食材如鸡、猪肉等烹调,或者煎取汁液与粳米同煮成粥。

研末:石斛焙干研成细粉,一般用量为5克。

丸散剂:石斛烘干研末单味或与其他药味混合加工制

成丸散剂。

制膏:石斛 200～500 克与其他药味同入砂锅,小火煎熬去渣取汁,汁液用文火熬制成膏。

外用:研末调敷,或煎汤涂,亦可用鲜品捣汁搽。

【药理作用】

石斛具有解热、镇痛、抗衰老等作用,其所含石斛碱有抑制呼吸的作用,大剂量可致惊厥,安密妥钠可以对抗解毒。此外,石斛还有诱导干扰素的功能,并可升提白细胞,升高血小板,抑制葡萄球菌、癌细胞的生长。

【药膳验方】

1. 石斛玉竹大枣粥

组成:石斛 15 克,玉竹 10 克,大枣 12 枚,粳米 100 克。

制法:将石斛、玉竹放入锅中,加水煎汁,去渣取汁,与淘洗干净的粳米、大枣一同加水煮粥,煮熟即成。

用法:早晚分食。

功效:滋阴养血。

主治:阴血亏虚所致的头晕目眩、倦怠乏力、面色萎黄、心烦胸闷、失眠健忘、咽干口渴、大便干结、胃痛干呕等。

2. 石斛玄参汤

组成:石斛 15 克,玄参 10 克。

制法:上述两药同入砂锅,加水适量,先浸泡半小时,再煎煮 30 分钟,取汁。

用法:上、下午分服,每日 1 剂。

功效:滋阴清热。

主治:胃火上冲,心中烦闷,怔忡惊悸,久则成痿,两足无力,不能步履。

3. 石斛甲鱼汤

组成:石斛、玉竹各 50 克,陈皮 15 克,桂圆肉 30 克,大枣 8 枚,甲鱼 1 只(重约 1000 克),精盐、味精各适量。

制法:将甲鱼放入滚水中,使其排尽尿液,然后剖洗干净,去除内脏。将石斛、玉竹、陈皮、桂圆肉和大枣分别洗净(大枣去核)。煲内加入适量清水,用旺火煮沸,放入以上原料,改用小火继续煲 3 小时,加入味精和精盐调味即成。

用法:当菜佐餐,随意食用。

功效:滋阴养血。

主治:阴血亏虚所致的头晕目眩、倦怠乏力、面色萎黄、心烦胸闷、失眠健忘、咽干口渴、大便干结、胃痛干呕等。

4. 萝卜石斛汁

组成:鲜石斛 30 克,白萝卜 500 克,精盐 0.5 克。

制法:将鲜石斛洗净,切碎,白萝卜洗净,切成丝,与石斛一同加少量温开水,用纱布包起来,挤压出汁。在汁中加入精盐,搅匀,待精盐溶化即成。

用法:上、下午分服。

功效:顺气生津,止渴化痰。

主治:各型糖尿病。

5. 石斛炖猪胰

组成:石斛 10 克,猪胰 200 克,沙参 10 克,黄酒、葱、生姜、精盐、胡椒粉各适量。

制法:把石斛洗净,切成 1 厘米长的段;沙参润透切成片;猪胰洗净,切成薄片;将姜拍松,葱切段。把石斛、猪胰、姜、葱、盐、黄酒放入炖锅内,加水 1000 毫升。把炖锅置大火上烧沸,再用小火烧 50 分钟即成。食用前加入胡椒粉拌匀。

用法:当菜佐餐,适量食用。

功效:清肺养阴,生津止渴。

主治:燥热伤肺型糖尿病。

6. 石斛乌梅饮

组成:石斛 15 克(鲜品 30 克),乌梅 10 克。

制法:将石斛、乌梅洗净后同入锅中,加水煎煮成稠汤。

用法:上、下午分服。

功效:滋养胃阴,促进食欲。

主治:胃阴虚所致的口咽干燥,食欲缺乏,胃脘灼热、干呕。

7. 铁皮石斛粉植物固体饮料

组成:新鲜铁皮石斛 5000 克。

制法:取新鲜铁皮石斛端部第 3～4 节枝条,通过清洗、切段、低温干燥、超微粉碎、细胞破壁,加工成粉状,取 1 克粉装入特制条状袋中,灭菌即成。

用法:每日 1～2 次,每次 1 袋。用温开水冲调成液体饮料。

功效:滋阴生津,增强免疫力,补益肺胃,对抗疲劳。

主治:糖尿病、干燥综合征、复发性口腔溃疡、视力疲劳、疲劳综合征、阴虚型萎缩性胃炎。

【应用注意】

温热病早期阴未伤者、湿温病未化燥者及脾胃虚寒者禁服。

【保存方法】

石斛在夏季容易受潮发霉,应保存在干燥通风处。

九、脾胃阴虚珍品——玉竹

玉竹为百合科多年生草本植物玉竹的干燥根茎,为调理肺胃阴虚的上品。

【趣闻传说】

传说三国时代彭城的樊阿,从小就拜华佗为师。华佗传授给他一秘方,服之利五脏、去虫、轻身益气,可长寿至百余岁。樊阿秘藏而不授,人们还是在他酒醉吐真言后才知道此方的,于是流传于世。后来才知道此方以玉竹为主要药物。

【性味归经】

性微寒,味甘,归肺、胃经。

【功效主治】

滋阴润肺:用于肺热干咳、肺痈、久咳声哑、阴虚劳嗽、干咳痰黏、咳嗽咯血,并伴有潮热盗汗、五心烦热等。

养胃生津:用于胃阴不足所致的食欲缺乏、倦怠乏力、胃脘嘈杂、咽干口渴、大便干结等。

【使用方法】

生用或制用:生玉竹是原药材除去杂质,洗净泥土,闷润至内外湿度均匀,切片,晒干。蒸玉竹是取洗净的玉竹,置蒸器内加热蒸焖2～3次,至内外均呈黑色为度,取出,晒至半干,切片,再晒至足干。阴虚有热宜生用,热不甚者宜制用。

煎服:单味或者配伍其他药味一同煎服,一般用量为6～15克,鲜品加倍。

药膳:可作高级滋补食品、佳肴和饮料,如可与其他食材如鸡、猪肉等烹调,或者煎取汁液与粳米同煮成粥。

研末:玉竹焙干研成细粉,一般用量为5克。

丸散剂:玉竹烘干研末单味或与其他药味混合加工制成丸散剂。

泡茶:玉竹制成粗末,沸水冲泡,加盖闷5分钟。

制膏:玉竹200～500克与其他药味同入砂锅,小火煎熬去渣取汁,汁液用文火熬制成膏。

外用:研末调敷,或煎汤涂,亦可用鲜品捣汁搽。

【药理作用】

玉竹有扩张外周血管和冠状动脉,以及耐缺氧、降脂等作用。对血压和心搏则随剂量不同而有双相的效果,大剂量可短暂的降压、增强心搏动;小剂量使血压上升,减弱心搏动。

【药膳验方】

1. 玉竹人参鸡

组成:玉竹20克,白参片5克,鸡腿2个,黄酒、精盐、味精各适量。

制法:鸡腿剁大块,洗净。玉竹以清水快速冲净,和鸡块、白参片一道放进炖锅内,加调味料和 4 碗水,并以保鲜膜覆盖住锅口。隔水蒸(或以电锅蒸)约 30 分钟,待鸡肉熟透即成。

用法:佐餐食用。

功效:补中益气,润肺安神。

主治:心肺气阴亏虚所致的少气懒言、心悸失眠、咽干口渴、自汗盗汗、倦怠乏力,久服去面部黑斑。

2. 玉竹猪心

组成:玉竹 20 克,猪心 500 克,荸荠 50 克,韭菜黄段 10克,鲜汤 40 克,精制油 250 毫升(实耗约 30 毫升),精盐、酱油、黄酒、湿淀粉、麻油、白糖、胡椒粉、食醋各适量。

制法:将玉竹洗净,切成片,水煮取浓缩汁 20 毫升。猪心洗净,切成 5 厘米长、2 厘米宽的片,放在碗中,加精盐 2克、湿淀粉 10 克,拌匀上浆。荸荠洗净去皮后切成片。取小碗 1 只,加入黄酒、酱油、白糖、味精、精盐各 2 克,以及胡椒粉、鲜汤、湿淀粉、玉竹浓缩汁,调匀成芡汁,备用。将锅烧热,放入精制油,待油五成热时将猪心投入滑透,然后倒入漏勺沥油。原锅留余油 15 克,先放入荸荠片炒几下,再下调味汁,然后倒入猪心片,撒入韭菜黄段,翻炒几下,淋上食醋和麻油,起锅装盘即成。

用法:佐餐食用。

功效:滋阴降火,补心安神。

主治:阴虚火旺所致的心烦失眠、潮热盗汗、五心烦热等。

3. 苦瓜玉竹粥

组成:苦瓜 150 克,玉竹 20 克,粳米 50 克。

制法:将苦瓜去蒂柄,洗净后切成片,去子保留瓜瓤,备用。将粳米淘净,与玉竹一同放入砂锅后加水煨煮成稠粥,粥将成时加入苦瓜片,用小火继续煨煮 10 分钟即成。

用法:早晚分服。

功效:清暑泄热,养阴降糖。

主治:各型糖尿病,对青少年患者夏季并发痱、疖者,以及老年糖尿病患者并发视网膜病尤为适宜。

4. 玉竹蒸海参

组成:玉竹 15 克,天冬 15 克,水发海参 50 克,火腿肉 25 克,香菇 15 克,精盐、酱油、鸡汤各适量。

制法:将水发海参洗净,剖成数段,切成长丝状。火腿肉切成薄片。玉竹、天冬洗净后分别切成薄片。香菇用温水泡发,洗净后切成细条状。将海参装入蒸盆内,抹上精盐、酱油少许,将香菇条及玉竹、天冬片分放在海参四周,将火腿片盖在上面(在海参周围顺序码放),加适量鸡汤,上笼,用大火蒸 45 分钟即成。

用法:当菜佐餐,适量服食。

功效:滋补肝肾,润燥止渴,降血糖。

主治:燥热伤肺型糖尿病。

5. 玉竹煲兔肉

组成:玉竹 20 克,香菇 15 克,兔肉 200 克,西芹 50 克,火腿肉 50 克,黄酒、精盐、葱、生姜各适量。

制法:将玉竹洗净,切成 3 厘米长的段;西芹洗净,切成 3 厘米长的段;香菇发透、洗净去蒂,一切两半;火腿肉切薄片;姜榨成汁,葱切段;兔肉切成 3 厘米长、2 厘米宽的块。煲锅内放入兔肉、玉竹、西芹、火腿、香菇、姜汁、葱、黄酒,加入鸡汤 500 毫升,先用大火煮沸,放入盐,再用小火煲至兔肉熟烂即成。

用法:当菜佐餐,适量食用。

功效:补阴润肺,生津止渴。

主治:燥热伤肺型糖尿病。

6. 玉竹沙参蒸龟肉

组成:玉竹 15 克,北沙参 20 克,龟肉 50 克,黄酒 10 毫升,葱 10 克,姜 5 克,盐 2 克。

制法:把龟肉洗净,切成 4 厘米见方的大块;北沙参润透切成片;玉竹洗净切成 4 厘米长的段;将姜拍松、葱切成段。把龟肉、玉竹、北沙参、姜、葱、盐、黄酒同放蒸盆,拌匀,加鸡汤 100 毫升。然后蒸盆置入大火上蒸 30 分钟即成。

用法:当菜佐餐,适量食用。

功效:滋阴潜阳,补血润燥。

主治:补肾强身,治尿频、尿急。

7. 清蒸鲈鱼

组成:鲈鱼 1 尾(约 500 克),玉竹 30 克,黄酒 10 毫升,盐 2 克,葱 10 克,生姜 5 克,酱油 10 毫升,味精 1 克,大蒜 10 克。

制法:把玉竹洗净,切成 4 厘米长的段;鲈鱼洗净去鳞、肠;大蒜去皮切片;葱切段,姜切片。将鱼放入蒸盆内,加入酱油、黄酒、味精、盐、大蒜、葱、姜,腌渍 30 分钟,再加入玉竹。然后把蒸盆放入蒸笼内,用大火蒸 25 分钟即成。

用法:当菜佐餐,适量食用。

功效:滋阴润肺,生津降糖。

主治:燥热伤肺型糖尿病。

8. 玉竹山药鸽肉汤

组成:玉竹 15 克,山药 30 克,白鸽 1 只,精盐及调料各适量。

制法：将鸽子洗净，去爪和内脏，切成块，放入砂锅中，加入玉竹、山药、精盐及调料，加水 500 毫升，用小火炖煮 1 小时至肉熟烂即可。

用法：当菜佐餐，适量食用。

功效：益气健脾，滋阴止渴，阴阳双补。

主治：阴阳两虚型糖尿病。

【应用注意】

玉竹温润甘平，中和之品。煎熬食之，大能补益。唯其性纯，功效甚缓，不能求一时之急，必须久服。

痰湿气滞者禁服。

脾虚便溏者慎服。

【保存方法】

玉竹因含黏液质，性柔软，肉质，味甜，易吸湿而生霉。在贮存过程中需经常检查，若发现回软，水分过多时，应及时晒晾。

十、"仙人余粮"——黄精

黄精为百合科多年生草本植物滇黄精、黄精或多花黄精的干燥根茎，它既是药物，又是食物，为养生产品中的常用之品。

【趣闻传说】

在古代，传说黄精为仙家服食的佳品，所以又被称誉为

"仙人余粮"。历代记述服食黄精成仙的故事颇多,其中《神仙传》一书中就有"尹轨学道,常服黄精,年数百岁"之说。《稽神录》中记载了这样一则神话故事,临川有位名叫唐遇的人,常虐待家中一女婢,女婢有一天实在无法容忍,便偷偷离开唐家,无路可走,只得逃避于深山之中,因腹中饥饿难忍,便将身旁一种酷似百合的野生植物的根茎,挖出后洗净,放在口中嚼食,味道甜美,她就这样以此充饥。一年以后,她便觉得身轻如燕,体力大增,能跃到二三米高的树枝上。两年后的一天,唐家一男伙计上山砍柴,亲眼看见外逃的婢女不但没死,反而能跃树越涧,如同毛猴,十分惊奇。回家后便将目睹之事禀告了主人。唐遇设计诱捕了婢女,逼她说出所食之植物,请药农辨认,原来使婢女维持生命,身轻如燕的药物便是黄精。

【性味归经】

性平,味甘,归脾、肺、肾经。

【功效主治】

养阴润肺:用于肺阴虚所致的咽干口渴、消渴病、干咳痰黏、咳嗽咯血,并伴有潮热盗汗、五心烦热等。

补脾益气:用于脾胃虚弱所致的体倦乏力、食欲缺乏、心悸、气短、大便干结等。

滋肾填精:用于肾虚精亏所致的腰膝酸软、耳聋耳鸣、目花头晕、须发早白等。

【使用方法】

煎服:单味或者配伍其他药味一同煎服,一般用量为

10～15 克,鲜品可用 30～60 克。

药膳:与其他食材如鸡、猪肉等烹调,或者煎取汁液与粳米同煮成粥。

研末:黄精焙干研成细粉,一般用量为 5 克。

丸散剂:黄精烘干研末单味或与其他药味混合加工制成丸散剂。

制膏:黄精 200～500 克与其他药味同入砂锅,小火煎熬去渣取汁,汁液用文火熬制成膏。

外用:研末调敷,或煎汤涂,亦可用鲜品捣汁搽。

【药理作用】

黄精具有增强免疫功能、抗病原微生物、增加冠状动脉流量、降血脂、抗衰老、止血等作用。

【药膳验方】

1. 黄精豆浆

组成:鲜黄精 50 克,黄豆 50 克。

制法:春、秋两季(秋季为佳)挖采鲜黄精,去除根须,洗净,置沸水中略烫。黄豆用冷水浸泡 1 夜,次日早晨与鲜黄精同入家用粉碎机中粉碎,过滤取汁,入锅,煮沸后加糖少量,待糖溶化即成。

用法:当饮料,随量服食,当日服完。

功效:益气养阴。

主治:气阴两虚所致的少气懒言、咽干口渴、潮热盗汗、神疲乏力、心悸失眠等。

2. 黄精煲兔肉

组成:黄精 20 克,麦冬 15 克,兔肉 150 克,火腿肉 50

克,香菇 15 克,鲜汤、黄酒、葱花、生姜末、精盐、味精、五香粉各适量。

制法:将黄精、麦冬分别洗净,切成片。兔肉洗净,切成小块状。火腿肉洗净,切成薄片,盛入碗中。香菇用温水发透,洗净,切成两半,与兔肉块、火腿肉、黄精和麦冬片同放入煲锅内,加鲜汤适量,再加清水、黄酒、葱花、生姜末等调料,用旺火煮沸后转用小火煨煲 2 小时,待兔肉酥烂,加精盐、味精、五香粉适量,再煮至沸即成。

用法:当菜佐餐,随意食用。

功效:润肺生津,除烦止渴。

主治:气阴亏虚所致的咽干口渴、体倦乏力、食欲缺乏、心悸、气短、失眠、健忘、大便干结、消渴病、干咳痰黏、咳嗽咯血等。

3. 黄精煲乌鸡

组成:黄精 20 克,乌鸡 1 只(约 750 克),黄酒、葱、姜、精盐各适量。

制法:把黄精洗净、切片;乌鸡宰杀,去毛及内脏,葱切段,姜拍松。将鸡放入炖锅内,把黄精、葱、姜、放入鸡腹内,盐和黄酒抹在鸡身上,加水 2000 毫升。把炖锅置大火上烧沸,再用小火炖 60 分钟即成。

用法:当菜佐餐,适量食用。

功效:养阴润肺,生津止渴。

主治:燥热伤肺型糖尿病。

4. 黄精玉竹煲猪胰

组成:黄精 30 克,玉竹 15 克,猪胰 1 具,黄酒、葱花、姜末、精盐、鸡精、五香粉各适量。

制法:将黄精、玉竹分别洗净,切成片,盛入碗中。将猪胰刮去油膜,洗净,切成片,放入砂锅中,加适量水,先用大火煮沸,烹入黄酒,改用小火煨煮 30 分钟,加黄精、玉竹片,继续煨煲 30 分钟,加葱花、姜末、五香粉、精盐、味精,拌和均匀即成。

用法:当菜佐餐,吃猪胰,喝汤,嚼食黄精、玉竹。

功效:滋阴补虚,生津止渴,降血糖。

主治:肾阴亏虚型糖尿病。

5. 黄精蒸海参

组成:黄精 12 克,水发海参 50 克,火腿肉 20 克,大枣 5 枚,水发冬菇 20 克,酱油 10 克,盐 2 克,鸡汤 200 克。

制法:把水发海参洗净,顺着切成长条;大枣洗净去核;黄精切片,火腿切片,冬菇切薄片。把海参装入蒸盆内,抹上盐、酱油,把冬菇、大枣、黄精放在海参上面,火腿放在海参旁边,加入鸡汤。然后把海参盆置蒸笼内,用大火大气蒸 45 分钟即成。

用法:每 3 日 1 次,佐餐食用。每次吃海参 25～30 克。

功效:滋补肝肾。

主治:肾阴亏虚型糖尿病。

6. 黄精参芪茶

组成:黄精 20 克,党参、山药、炙黄芪各 15 克。

制法:将上述四味药分别洗净入锅,加适量水,用小火煎煮 40 分钟,去渣取汁即成。

用法:上、下午分服。

功效:益气养阴。

主治:气阴两虚型化疗药物性心脏损害。

7. 黄精枸杞子松花饼

组成:鲜鸡蛋6只,枸杞子、桂圆肉各15克,黄精、水发口蘑各20克,嫩冬笋、面粉各50克,火腿片30克,猪瘦肉100克,豌豆苞4朵,熟猪油600克,味精、黄酒、酱油、葱花、精盐各适量。

制法:将黄精去浮灰,研制成末。蛋黄打散,蛋清搅成蛋泡。桂圆肉、枸杞子洗净,与猪肉、冬笋、口蘑分别剁碎。炒锅置于中火上,下熟猪油30克,烧至六成热时下猪肉末炒散,然后加入黄精粉、桂圆肉、枸杞子、蛋黄、冬笋、口蘑、黄酒、葱花、酱油等,炒成熟馅待用。再将炒锅置于小火上,下熟猪油烧至三成热,倒入蛋泡约1/2,煎成直径约16厘米大的圆形松花蛋饼,随即将馅倒于蛋泡中间,再将余下的蛋泡盖在上面,撒上火腿片,放上嫩豌豆苞。同时,另用一锅将熟猪油烧开,慢慢淋在蛋饼上,待油淋完,发泡成熟,沥去油入盘。

用法:当主食,随意食用。

功效:益气养阴,宁心止汗。

主治:气阴两虚所致的口干舌燥,心悸怔忡,多汗。

8. 当归黄精侧柏叶蜜饮

组成:当归15克,黄精15克,侧柏叶15克,楮实子15克,芝麻20克,核桃肉20克,制何首乌20克,蛹虫草10克,蜂蜜适量。

制法:将以上前8味加水煎汁,取汁调入蜂蜜。

用法:代茶饮,每日1剂。

功效:滋补肝肾,养血生发。

主治:阴虚血燥型脱发。

【应用注意】

脾虚有湿者、咳嗽痰多者及中寒泄泻者忌用。

【保存方法】

保存过程中需常检查,防潮、防霉。

十一、润肺妙品——百合

百合为百合科植物卷丹、百合或细叶百合的干燥肉质鳞叶,为药食同源之佳品。

【趣闻传说】

传说古时东海有一伙海盗,把妇女、儿童上百人劫到一座孤岛。第二天海盗出海,狂风大作,掀翻了贼船,海盗全被淹死。孤岛上的妇女、儿童与外界隔绝,没有粮食,只有寻野草充饥。岛上长着一种开白色喇叭花的植物,它的根部有个白色的似蒜头的东西,食之爽口。众人以此充饥。吃了一段时间,不仅没有饿死,反而原先患痨病咯血的人也恢复了健康。后来他们被救回大陆,把这救命的野草也带回来栽种。因这野草救活遇难者近百人,人们就给它取名叫"百合"。

【性味归经】

性寒,味甘,归心、肺经。

【功效主治】

滋阴润肺:用于肺热干咳、肺痈、久咳声哑、阴虚劳嗽、干咳痰黏、咳嗽咯血等。

清心安神:用于热病后期余热未清或情志不遂所致的虚烦惊悸、失眠多梦、精神恍惚等。

【使用方法】

煎服:单味或者配伍其他药味一同煎服,一般用量为6～12克,鲜品可用30～60克。

药膳:百合可以炖、烧、蒸、煮、做汤、制粥、调馅,或用鲜品拌、炒食用。

研末:百合焙干研成细粉,一般用量为5克。

丸散剂:百合烘干研末单味或与其他药味混合加工制成丸散剂。

制膏:百合200～500克与其他药味同入砂锅,小火煎熬去渣取汁,汁液用文火熬制成膏。

外用:研末调敷,或煎汤涂,亦可用鲜品捣汁搽。

【药理作用】

百合具有止咳、祛痰、平喘、耐缺氧、镇静、提高免疫力、抗肿瘤、止血、抗溃疡、抗痛风等作用。

【药膳验方】

1. 百合粉粥

组成:百合粉30克,粳米50克,白糖适量。

制法:将百合粉加入淘净的粳米,放清水适量煮粥,熟时加入白糖搅拌即成。

用法:早餐温热服食。

功效:滋阴润肺,养心安神,养颜润肤。

主治:心火肺热引起的咽干口渴、心烦失眠、痤疮、面部湿疹、皮炎、疮疖等,对兼有慢性支气管炎、神经官能症、更年期综合征者尤为适宜。

2. 百合浮小麦粥

组成:百合、浮小麦各 30 克,蜂蜜 10 克。

制法:将百合剥瓣洗净,浮小麦淘洗干净,同入锅中,加适量水,用大火煮沸,改用小火煎煮至百合、浮小麦熟烂,待药汁转温后调入蜂蜜即成。

用法:早晚分食。

功效:益气养阴,宁心止汗。

主治:气阴两虚所致的心悸,口干,多汗。

3. 百合芹菜炒乳鸽

组成:百合 20 克,旱芹 50 克,乳鸽 1 只,黄酒 10 毫升,葱 10 克,生姜 5 克,精盐 2 克,酱油 10 毫升,味精 1 克,胡椒粉 1 克,芝麻油 10 毫升。

制法:将乳鸽宰杀后,去毛、内脏及爪;切成小颗粒,用酱油、盐、生粉,腌渍 30 分钟。旱芹切成小颗粒,放炒锅内炒熟盛入盘内。将炒锅置中火上,加入素油 50 毫升,烧至六成热时,加入乳鸽肉,爆炒至变色,洒入黄酒,下入旱芹,再加入姜、葱、盐、味精、酱油、芝麻油加入炒匀即成。

用法:当菜佐餐,适量食用。

功效:滋阴润肺,清热降糖。

主治:各型糖尿病,对燥热伤肺型糖尿病尤为适宜。

4. 雪梨百合饮

组成:雪梨 1 个,百合 30 克,冰糖适量。

制法:将雪梨洗净,去皮和核,切成小块。百合洗净,一起放锅中,加水煮沸,放入适量冰糖,炖 40 分钟即成。

用法:早晚分服。

功效:养阴润燥,清肺止咳。

主治:肺燥咳嗽,症见干咳、少痰、久咳不愈。

5. 百合枇杷羹

组成:鲜枇杷 100 克,鲜百合 50 克,鲜藕 30 克,淀粉、白糖、桂花各适量。

制法:将鲜藕洗净,切成片,与洗净的百合、枇杷一同入锅,加水煮至将熟时加入适量的淀粉调匀成羹,食用时加白糖和桂花。

用法:当点心,随意食用。

功效:清热化痰,清肺止咳。

主治:痰热咳嗽,症见痰多色黄。

6. 罗汉果百合羹

组成:罗汉果 1 个,柿饼 2 个,百合 30 克,冰糖 15 克。

制法:将罗汉果和百合洗净,晒干或烘干,研成粗粉。柿饼洗净后切碎,放入大碗中,加适量温开水,调成糊状,边加水边倒入砂锅,用小火煨煮,加罗汉果、百合粉及冰糖,用小火煨煮 10 分钟,拌匀成羹。

用法:上、下午分食。

功效:清化痰热,润肺止咳。

主治:痰热伏肺证,表现为痰多,色黄,口干。

7. 太子参百合杏仁羹

组成:太子参 10 克,百合 50 克,杏仁 8 克,蜂蜜 15 克。

制法:将百合掰开后洗净,与太子参、杏仁同入砂锅,加适量水,中火煨煮至酥烂,离火加入蜂蜜,调和成羹。

用法:早晚分食。

功效:益气养阴,润肺止咳。

主治:气阴两虚,症见干咳日久不愈、口干咽燥。

8. 党参百合猪肺汤

组成:党参 10 克,百合 30 克,猪肺 1 个。

制法:将猪肺反复冲洗干净,切成小块,与党参片、百合同入锅中,煨煮至猪肺熟烂,拣去党参药渣即成。

用法:当菜佐餐,随意食用。

功效:益气养阴,止咳定喘。

主治:气阴两虚,症见干咳日久不愈、口干咽燥。

【应用注意】

风寒咳嗽者与中寒便溏者禁服。

【保存方法】

新鲜百合含水量高,可用细沙贮藏,既保鲜又保质。细沙要稍干些,若湿度过高易导致百合生根、霉烂。

十二、补肾涩精良药——山茱萸

山茱萸为山茱萸科植物山茱萸的干燥成熟果实,擅长补肾涩精。

【趣闻传说】

传说早在战国时期，诸侯纷争，战乱频仍，当时太行山一带地区都属于赵国的土地，山区的居民大多靠上山采药为生，若采到了名贵的药材，必须向赵王进贡。有一次，一位采药的村民给赵王进贡，献上一种药，赵王问："此药何名，有何作用?"村民答曰："名叫山萸，是一种补药。"赵王听其所答含糊不清，赵王不悦，说："小小山民将此平庸草药当贡品，岂不小看本王，顾念你无知，赶快将此药带回家。"这时有位姓朱的御医急忙走过来，对赵王说："山萸是一种良药，这位村民听说大王有腰疾，才特意采摘了送来。"赵王却说："寡人不需用什么山萸。"村民听后，只好没精打采地走出了宫门，朱御医见状，急忙赶上去，对村民说："你把山萸卖给我。"村民听后将采来的山萸全部卖给了朱御医。朱御医便将他种植在庭院中，两年后长得十分茂盛，他便将它采收、洗净、晾干、储藏后备用。有一天赵王腰痛复发，疼痛难忍，坐卧不宁。朱御医见状，忙用山萸煎煮，熬好药汤，给赵王服下，赵王服后腰痛渐轻，连服三天，康复如初。赵王问朱御医："寡人所服何药? 如此神效。"朱御医回答："此药就是当年村民进贡的山萸。"赵王听后大喜，下令大批种植山萸。有一次赵王的王妃得了崩漏症，阴道流血不止，赵王传旨，命朱御医配药治疗。御医又以山萸为主药，配制药方，治愈了王妃的崩漏。赵王更为欣喜，赵王为了表彰朱御医的功绩，就将山萸正式命名为"山茱萸"。

【性味归经】

性微温，味酸、涩，归肝、肾经。

【功效主治】

补益肝肾:用于肝肾不足所致的头晕目眩、耳聋耳鸣、腰膝酸软等。

收敛固脱:用于肾精亏虚所致的遗精、滑精、遗尿、小便频数、虚汗、崩漏、带下,亦可用于元气虚脱,症见大汗淋漓、虚喘不止、妇女崩漏。

【使用方法】

煎服:单味或者配伍其他药味一同煎服,一般用量为5~10克。

药膳:山茱萸可与其他食材如鸡、鸭等烹调,或与粳米同煮为粥。

丸散剂:山茱萸烘干研末单味或与其他药味混合加工制成丸散剂。

制膏:山茱萸200~500克与其他药味同入砂锅,小火煎熬去渣取汁,汁液用文火熬制成膏。

泡酒:山茱萸浸入适量优质白酒中,浸泡数周后饮酒。

【药理作用】

山茱萸具有增强免疫功能、抗炎、抗菌、降糖、抗血小板聚集、抗疲劳、增强心脏收缩能力等作用。

【药膳验方】

1. 山茱萸粥

组成:山茱萸10克,粳米50克,白糖或蜂蜜30克。

制法:山茱萸洗净,去核,与粳米同入砂锅煮粥,待粥将熟时,调入白糖或者蜂蜜稍煮即可。

用法:当早餐食用,每日 1 剂。

功效:补益肝肾。

主治:肝肾不足所致的头晕目眩、耳聋耳鸣、腰膝酸软等。

2. 山茱萸龙眼肉粥

组成:山茱萸 10 克,龙眼肉 20 克,粳米 50 克,精盐适量。

制法:粳米入砂锅,加水适量煮粥,粥将熟时,放入龙眼肉、山茱萸同煮至粥烂,加少许精盐调味。

用法:当早餐食用。下午加泡龙眼肉 20 克当茶饮。忌油腻,连服 1 个月为 1 个疗程。

功效:补益肝肾。

主治:乳糜尿。

3. 山茱萸酒

组成:山茱萸 30 克,白酒 1000 毫升。

制法:山茱萸放入干净容器内,倒入白酒,密封,浸泡 1 周。

用法:每服 15 毫升,每日 2 次。

功效:补益肝肾。

主治:肝肾不足所致的头晕目眩、耳聋耳鸣、腰膝酸软等。

4. 山茱萸丸

组成:山茱萸、肉苁蓉、五味子、怀山药各 100 克。

制法:上述诸药共研为末,酒糊为丸如梧桐子大。

用法:每次服 30 粒(9 克),每日 2 次,空腹服。

功效:固肾涩精。

主治:肾精亏虚所致的小便频数、遗精、遗尿、气短气喘、形体消脱。

5. 山茱萸鸭肉汤

组成:山茱萸 10 克,肥鸭肉 200 克,葱、生姜、精盐各适量。

制法:将鸭肉洗净,切成小块。锅内放入鸭肉、山茱萸、葱、生姜,加入水 500 毫升,煮至鸭肉熟,加入精盐调味即可。

用法:佐餐食用,食肉饮汤。

功效:补益肝肾。

主治:肝肾不足所致的头晕目眩、耳聋耳鸣、腰膝酸软等。

6. 胰肉生地汤

组成:生猪胰 100 克,山茱萸 15 克,生地黄 30 克,山药 25 克,黄芪 20 克,调味品适量。

制法:将山茱萸、山药、生地黄,黄芪置于砂锅中,加水适量,浸泡 1.5~2 小时后,用小火煎 40 分钟后,用纱布滤取药液,再加入热水二煎 30 分钟,亦滤取药液,合并 2 次药液,将生猪胰洗净,加入 2 次药汁及调味品煮熟即成。

用法:上、下午分食。

功效:补肾养阴,益气降糖。

主治:肾阴亏虚型糖尿病。

7. 胰肉茯苓羹

组成:山茱萸 10 克,茯苓 30 克。

制法:将山茱萸、茯苓洗净,晒干或烘干,共研成细粉,用温开水调匀,呈稀糊状,小火熬制成黏稠羹。

用法:早晨空腹时顿服。

功效:益气养阴,降低血糖。

主治:气阴两虚型糖尿病。

【应用注意】

命门火炽、素有湿热及小便淋涩者禁服。

【保存方法】

山茱萸在夏季极易吸潮、发霉、生虫,应置于干燥、通风、凉爽的地方密闭保存。

十三、抗衰明目果——枸杞子

枸杞子为茄科植物宁夏枸杞的干燥成熟果实。它既是名贵药材,也是席上佳珍。

【趣闻传说】

据宋朝《太平圣惠方》记载,有一人去河西为官,路上见到一个十五六岁的小姑娘在追打一个八九十岁的老人。他看见后十分气愤,便责问这个小姑娘。小姑娘说:"他是我的曾孙,此有良药不肯服食,致使年老不能步行,所以我要处罚他。"此人大惊,就问这个姑娘的年纪。小姑娘笑着说:"我今年已经三百七十二岁了。"此人又问:"这药是什么,能告诉我吗?"小姑娘说:"就一味药,但有五个名字。春名天精,夏名枸杞子,秋名地骨,冬名仙人杖,又叫西王母杖。四

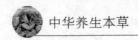

季常服之,可与天地齐寿。"

【性味归经】

性平,味甘,归肝、肾经。

【功效主治】

滋补肝肾:用于肝肾精血亏虚所致的头晕目眩、腰膝酸软、遗精滑泄、耳聋耳鸣、须发早白、失眠健忘等,亦用于肝肾阴虚所致的潮热盗汗、五心烦热,还可以用于糖尿病。

益精明目:用于肝肾阴血亏虚所致的目昏不明、视力减退等。

【使用方法】

煎服:单味或者配伍其他药味一同煎服,一般用量为5～15克。

药膳:枸杞子可与其他食材如鸡、猪肉等烹调,或与粳米同煮为粥。

含服:枸杞子洗净后放入口中含服至淡而无味后咀嚼咽服。

泡茶:枸杞子用沸水冲泡,加盖焖 5 分钟,可冲泡数次,代茶饮,至淡而无味时食渣。一般用 10 克。

丸散剂:枸杞子烘干研末单味或与其他药味混合加工制成丸散剂。

制膏:枸杞子 200～500 克与其他药味同入砂锅中,小火煎熬去渣取汁,汁液用文火熬制成膏。

泡酒:枸杞子浸入适量优质白酒中,浸泡数周后饮酒。

【药理作用】

枸杞子对免疫有促进作用,同时具有免疫调节作用。此外,枸杞子可提高血睾酮水平,起强壮作用,还有抗衰老、抗突变、抗肿瘤、降血脂、保肝及抗脂肪肝、降血糖、降血压、促进造血功能、升白细胞等作用。

【药膳验方】

1. 三子降脂茶

组成:枸杞子 30 克,决明子 30 克,沙苑子 30 克。

制法:将决明子、沙苑子洗净,决明子敲碎,与沙苑子同放入纱布袋中,扎口,备用。再将枸杞子拣杂、洗净后,与药袋同入砂锅中,加水浓煎 2 次,每次 30 分钟,合并 2 次煎汁,除去药袋,拌匀即成。

用法:当茶饮用。

功效:平肝益肾,降压降脂。

主治:高血压病,血脂异常。

2. 杞菊茶

组成:枸杞子 20 克,菊花 5 克。

制法:将枸杞子、菊花分别拣去杂质,同放入杯中,用沸水冲泡,加盖闷 15 分钟。

用法:代茶,频频饮用,一般可冲泡 3~5 次,每日 1 剂。

功效:滋补肝肾,平肝明目。

主治:高血压病。

3. 枸杞子莲心苦丁茶

组成:枸杞子 10 克,苦丁茶 3 克,莲心 1 克,菊花 3 克。

制法:将以上 4 味放入杯中,以沸水冲泡,加盖闷 10 分钟即成。

用法:代茶,频频饮用,可连续冲泡 3~5 次。

功效:滋阴降火,明目除痤。

主治:口舌生疮、溃破、面部痤疮等,对兼有更年期综合征、高血压病者尤为适宜。

4. 枸杞子二花茶

组成:枸杞子 10 克,金银花 15 克,野菊花 10 克,土牛膝 10 克,生甘草 3 克。

制法:将以上 5 味洗净,入锅加适量水,煎煮 30 分钟,去渣取汁即成。

用法:上、下午分服。

功效:滋阴清火。

主治:阴虚火旺所致的头晕目眩,低热潮热。

5. 枸杞子叶芹菜粥

组成:鲜嫩枸杞子叶 30 克,新鲜芹菜 60 克,粟米 75 克,精盐适量。

制法:将芹菜洗净切碎,枸杞子叶洗净。将芹菜、枸杞子叶与粟米放入砂锅内,加适量水,煮为菜粥,放精盐调味即成。

用法:早、晚分食。

功效:平肝降压,降血糖。

主治:各型糖尿病。

6. 枸杞子核桃肉丁

组成:猪里脊肉 200 克,核桃肉 100 克,鸡蛋清 1 个,枸杞子 20 克,植物油适量,黄酒 10 毫升,精盐 2 克,蒜片 5 克,味精 1 克,葱 5 克,胡椒面 1 克,姜片 5 克,湿淀粉 30 克,鲜汤适量。

制法:将猪肉洗净,切成厚 1 厘米的块,再划成间隔 0.3 厘米的交叉花纹,然后改切成 1 立方厘米的丁,放入碗内,加盐 2 克,湿淀粉 2 克,蛋清拌匀,另用盐 0.5 克,黄酒、胡椒面、味精、湿淀粉同盛于碗内,加鲜汤调成汁。核桃仁用开水浸泡去皮,改成 0.6 立方厘米的丁。枸杞子用温开水洗净。核桃肉炸成浅黄色捞起,将油沥起。另下植物油 500 毫升烧至四成热时,放入肉丁,用竹筷拨散,去滑油,留油 30 毫升,放入姜、蒜、葱炒香,再下核桃肉、枸杞子炒匀,烹入汁即成。

用法:当菜佐餐,适量食用。

功效:补肾益肺,降血糖。

主治:各型糖尿病,对肾阴亏虚型糖尿病尤为适宜。

7. 枸杞子鸡丁

组成:鸡脯肉 250 克,枸杞子 15 克,净青笋 50 克,葱花、精盐、酱油、菜油、湿淀粉、醋、黄酒各适量。

制法:选用仔公鸡胸脯肉及青笋切成丁。鸡丁加精盐、湿淀粉 9 克拌均匀。将醋、酱油、湿淀粉兑成汁待用。枸杞子用温热水洗干净凉凉。炒锅置旺火上,下菜油烧至六成热,下鸡丁炒散,加黄酒、青笋炒匀,再烹入汁炒匀,撒入葱花、枸杞子炒匀,起锅装盘。

用法:当菜佐餐,适量食用。

功效:滋补肝肾,益气补虚。

主治:各型糖尿病,对肾阴亏虚型糖尿病尤为适宜。

8. 枸杞子豆腐炖鱼头

组成:枸杞子 30 克,白扁豆 30 克,鲤鱼头(或花鲢鱼头)

1 个,豆腐 250 克,葱花、姜末、精盐、味精、酱油、黄酒各适量。

制法:先将枸杞子、白扁豆分别洗净,并用温水浸泡 1 小时,备用。再将鱼头去鳃,洗净,放入碗中,将适量酱油、黄酒、精盐抹在鱼头上,腌渍 30 分钟,用清水冲洗一下,移入大蒸碗内,放入切成小块的豆腐、葱花、姜末,并将浸泡的枸杞子、白扁豆分散放入蒸碗内,加清汤(或鸡汤)800 毫升,上笼屉蒸 30 分钟,待鱼头、白扁豆熟烂,加适量鸡精,调味即成。

用法:当菜佐餐,适量服食。

功效:滋补肝肾,健脾益胃,止渴降糖。

主治:阴阳两虚型糖尿病。

【应用注意】

脾虚便溏者慎服。

【保存方法】

枸杞子含糖较多,极易吸潮发霉和虫蛀,而且容易变色。可将枸杞子用乙醇或高度白酒喷雾拌匀,然后用无菌塑料袋装好,排出空气,封口存放,随用随取。此种方法既可防止虫蛀,又可以使其色泽鲜艳。少量药材可置 0～4℃ 的冰箱中保存。

十四、庭院中的补药——女贞子

女贞子为木犀科植物女贞的干燥成熟果实,为廉价的养生补品。

【趣闻传说】

　　有一位叫女贞的漂亮姑娘,是一药店吴掌柜的独生女儿。她年方十八,聪明过人,精通中草药。吴掌柜视为掌上明珠,舍不得将女儿嫁出去,想招一个女婿上门。他跟女儿商量,女贞表示同意,并要亲自挑选如意郎。于是,女贞写了一首选郎诗:"女贞今番选郎君,为传国老府上音。天丁将军可来试,黑丑白丑亦应允。太子参皆使君子,大蓟小蓟视同仁。落选莫怪王不留,胜者合欢结良姻。"选郎诗一贴出,参选人很多,女贞便分轮挑选。一轮试口才,二轮试体质,三轮试中草药知识,第四轮试意志强弱。四轮下去,有两人难分高下,一个叫张才,一个叫张洁。于是,女贞只好再试一轮。女贞匆匆作了一画,画上是一个药园,园中有山有水,南面一个向阳的山坡上种着黄芪和黄连,北面养着山羊和梅花鹿,东面的一个圆形水塘里种着荷花,水塘周围种着牡丹,西南一块田里长着枸杞子树,每棵树下有一棵何首乌,何首乌藤缠绕在枸杞子树上。时令正值盛夏,园内繁花似锦,十分迷人。女贞画完了画,张才就脱口吟出一首诗:"黄芪黄连两兄弟,并肩挺立竞潇洒。荷莲牡丹姐妹花,对面梳妆比俊雅。山羊梅鹿成双对,天撮之合幸福家。首乌枸杞子性相似,均为补品声誉佳。如此胜境神笔绘,天上难寻地独家。"张才吟罢,人们纷纷叫绝。张洁接着也吟子一首:"兄喜阳光弟喜荫,虽挤一处难相亲。驱爱洗浴妹怕浸,一人欢乐一人悲。一性顽皮一性温,强者霸道弱受累。横者缠住怯者生,强扭瓜儿难臻美。可叹枉为药门女,画此劣图心不亏?"二人都吟完了,女贞来到张才跟前,很有礼貌地说:"请张才公子回归,不敢再有打扰。"又走到张洁跟前说:"你怎么还傻站着,留下帮我种药去吧!"

【性味归经】

性凉,味甘、苦,归肝、肾经。

【功效主治】

补益肝肾:用于肝肾不足所致的腰膝酸痛、头晕目眩、耳鸣、须发早白、遗精等。

退热明目:用于肝肾阴虚所致的骨蒸潮热、目暗不明、盗汗、视力减退等。

【使用方法】

煎服:单味或者配伍其他药味一同煎服,一般用量为6～15克。

泡茶:女贞子用沸水冲泡,加盖闷5分钟,可冲泡数次,代茶饮,一般用量为10克。

丸散剂:女贞子烘干研末单味或与其他药味混合加工制成丸散剂。

制膏:女贞子200～500克与其他药味同入砂锅,小火煎熬去渣取汁,汁液用文火熬制成膏。

泡酒:女贞子浸入适量优质白酒中,浸泡数周后饮酒。

【药理作用】

女贞子具有抗炎、增强免疫功能、抑制变态反应、抗动脉粥样硬化、降糖、保肝、抗肿瘤、利尿、止咳、缓泻、抗菌等作用。

【药膳验方】

1. 女贞子大枣茶

组成:女贞子 15 克,大枣 15 克,茶叶 60 克。

制法:将上药烘干研末,制成 15 个小茶包。

用法:取 1 包放入杯中,加沸水冲泡,加盖闷 10 分钟即成。代茶饮,每日 1～2 包。

用法:当茶,频频饮用,可连续冲服 3～5 次。

功效:滋补肝肾,退热明目。

主治:肝肾阴虚所致的腰膝酸软、耳聋耳鸣、倦怠乏力、头晕目眩、口渴多饮、大便秘结、须发早白、失眠多梦等。

2. 安宁合剂

组成:女贞子 100 克,桑椹 80 克,墨旱莲 80 克,生地黄 80 克,合欢皮 30 克。

制法:上药洗净切碎,加水浸过药面,煎煮 2 次。合并煎液,滤过,浓缩成 1000 毫升。

用法:口服,每次 20 毫升,每日 3 次。

功效:补肾安神。

主治:神经衰弱,失眠。

3. 女贞子生发汤

组成:女贞子 10 克,制何首乌 10 克,菟丝子 10 克,当归 10 克。

制法:上述诸药同入砂锅,加水适量,先浸泡半小时,再煎煮 30 分钟,取汁。

用法:每日 1 剂,分 2 次饮用,连服 2 个月。

功效:补益肝肾。

主治:脂溢性脱发。

4. 女贞子退热汤

组成:女贞子、地骨皮各9克,青蒿、夏枯草各6克。

制法:上述诸药同入砂锅中,加水适量,先浸泡半小时,再煎煮30分钟,取汁。

用法:每日1剂,连服1周。

功效:滋阴退热。

主治:阴虚所致的骨蒸潮热、盗汗、午后低热等。

【应用注意】

脾胃虚寒泄泻者、阳虚者忌服。

【保存方法】

贮存前充分干燥,密闭保存。

十五、滋阴凉血上品——墨旱莲

墨旱莲为菊科植物鳢肠的干燥地上部分,功专滋阴止血。

【趣闻传说】

明末,安徽有位叫汪汝桂的名医,他从小体质较差,弱冠之年,仍长得羸瘦单薄,却聪颖过人,读诗及经史百家,能过目不忘,深得父爱。不料父患重病,医治无效,临终遗命"不为良相,且为良医。"汪汝桂遂弃儒习医,专心精研《本草《内经》《难经》等名著,寝馈有年,悬壶于世。由于他临证善于发挥,常独出新意,遇微重之症,每能化险为夷,在当地颇有名气。由于汪医师多年苦读,加上先天不足,未到四十岁便未老先衰,须发早白,时常腰酸背痛,浑身没有力气。一天他带门生去采药,投宿寺院,遇到一位百岁老僧,此翁耳聪目明,须发乌黑,徒步如飞,便向其请教养生之道。老僧指着院中一株高大的女贞树说,取女贞子蜜酒拌蒸食用即可。汪医师反复琢磨,觉得很有道理。为增强疗效,他取具有滋补肝肾作用的墨旱莲配伍,将墨旱莲捣汁熬膏掺和女贞子末制成药丸,试服了半个月,觉得效果很好,便连续服用。半年后完全恢复了健康,并显得精力过人,生机勃勃。数年后,汪医师行医路过浙江丽水,前往探望寄籍在此的同乡好友汪昂,汪昂见他全无昔日的病容,显得光彩照人,颇感惊诧。汪医师并无城府,如实相告。汪昂家资富有,闲居在家,不免放纵酒色,亦有肝肾不足之虞,此刻闻知,赶紧如法炮制、服用,同样收到良好的疗效。汪昂素嗜岐黄之书,寻思着有生之年做点流传千古的事,便以厚俸聘汪汝桂。历时4年,汪汝桂著书4部。他将女贞子、墨旱莲治疗肝肾不足一方收录进《医方集解》一书之中,称二至丸。

【性味归经】

性寒,味甘、酸,归肾、肝经。

【功效主治】

补益肝肾:用于肝肾不足所致的头晕目眩、须发早白、腰膝酸软、耳聋耳鸣、倦怠乏力、口渴多饮、大便秘结、失眠健忘等。

凉血止血：用于阴虚血热所致的各种出血，如吐血、咯血、便血、血痢、崩漏、外伤出血等。

【使用方法】

炒炭：墨旱莲炭是取墨旱莲段，置锅内用文火炒至焦黑色，存性，取出洒水灭火星，凉透晒干。炒炭以增强止血功效。

煎服：单味或者配伍其他药味一同煎服，一般用量为9～30克。

药膳：墨旱莲可与其他食材如鸡、猪肉等烹调，或与粳米同煮为粥。

丸散剂：墨旱莲烘干研末单味或与其他药味混合加工制成丸散剂。

制膏：墨旱莲200～500克与其他药味同入砂锅，小火煎熬去渣取汁，汁液用文火熬制成膏。

外用：墨旱莲研末调敷，或捣绒塞鼻。

【药理作用】

墨旱莲具有抑菌、保肝、增强免疫功能、抗诱变、止血、升高白细胞、镇静、镇痛等作用。

【药膳验方】

1. 旱莲白果饮

组成：墨旱莲60克，白果14粒，冰糖30克。

制法：前两味药同入砂锅，加水适量，先浸泡半小时，再煎煮 30 分钟,取汁,加入冰糖,煮至冰糖溶化。

用法:每日 1 剂,上、下午分服,连服半月。

功效:固肾收涩。

主治:白带、梦遗。

2. 墨旱莲麦冬汁

组成:墨旱莲 50 克,鲜麦冬 50 克,白糖 20 克。

制法:每年夏季,当墨旱莲枝叶繁茂时,割取其地上部分,用清水洗净,放入温开水中浸泡片刻,捞出后与洗净的鲜麦冬一同捣烂取汁,调入少量白糖即成。

用法:上、下午分服。

功效:滋阴清热化湿。

主治:适用于阴虚湿热,症见头昏腰痛,小便不利。

3. 墨旱莲炖鸡

组成:鸡 1 只(重约 2000 克),墨旱莲 20 克,生姜、葱各 15 克,精盐 5 克,黄酒 25 克,胡椒粉 3 克,味精适量。

制法:将墨旱莲洗净;生姜洗净切成厚片;葱洗净切成长段;鸡宰杀后去净毛桩、内脏及脚爪、洗净,入沸水烫透去血水,捞出。将鸡脯朝上放入蒸钵内,加入墨旱莲、姜、葱、盐、黄酒、胡椒粉,注入清水 500 毫升,用湿绵纸封严钵口,上笼大火蒸约 3 小时至鸡肉熟烂,取出蒸钵揭去绵纸,放入味精即成。

用法:当菜佐餐,随意食用。

功效:补益肝肾。

主治:肝肾不足所致的头晕目眩、须发早白、腰膝酸软、耳聋耳鸣、倦怠乏力、口渴多饮、大便秘结、失眠健忘等。

4. 旱莲止崩汤

组成:鲜墨旱莲、鲜仙鹤草各 30 克,血余炭、槟榔炭各

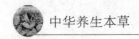

(研粉)10 克。

制法:将前二味煎水,冲后二味药粉,待冷服。

用法:每日 1 剂,上、下午分服。

功效:调经止血。

主治:功能性子宫出血。

5. 旱莲五子粥

组成:墨旱莲 15 克,柏子仁 20 克,菟丝子 15 克,五味子 10 克,女贞子 20 克,枸杞子 20 克,粳米 100 克,冰糖适量。

制法:将以上前 6 味用水浸泡 20 分钟,去沫,先用大火煎开,再用小火煎汁,去渣取汁与淘洗干净的粳米一同煮成粥,加入冰糖。

用法:早晚分服,日服 1 剂。

功效:滋补肝肾,养血生发。

主治:阴虚血燥型脱发。

【应用注意】

脾肾虚寒者慎服。

【保存方法】

贮存在干燥、通风和避光处。

十六、最佳天然抗病毒植物——接骨木莓

接骨木莓为接骨木天然黑色浆果,素有"莓果之王""最佳天然抗病毒植物"之美誉。欧美等地盛产接骨木莓,并开发有多种养生产品,我国张家界等地自古就有野生接骨木

莓生长。

【趣闻传说】

在近代各个疫情大暴发期间,接骨木莓便是欧美防治感冒、流行性感冒的一种抗疫品种;在西班牙流行性感冒大暴发期间,欧洲民众普遍食用接骨木莓糖浆作为营养支持与防治药品。西方医学之父希波克拉底称接骨木莓为"老百姓的好药箱"。

【性味归经】

性平,味甘、微酸。

【功效主治】

抗病毒、抗炎:用于病毒性感冒、流行性感冒的防治,以及咽喉肿痛、咳嗽等上呼吸道感染的治疗。

促进骨伤康复,延缓骨质疏松:用于治疗跌打损伤、骨折、骨质疏松症。

提高免疫功能:治疗免疫功能低下引起的长期疲劳及多种免疫性疾病。

抗氧化、调血脂、降血压、改善心脑血管功能:用于血脂异常、原发性高血压病、多种心脑血管病。

美白养颜:用于皮肤粗糙暗黑、面色苍白、早衰。

【使用方法】

含服:接骨木莓洗净后放入口中,先含服后嚼食咽下。

煎服:将单味干接骨木莓或与其他中药组成配方煎煮,

取汁内服。

泡茶:将干接骨木莓5～10克,放入杯中,加盖闷5分钟,可连续用沸水冲泡5次,当天饮完。

药膳:可与其他食材、药材制成美味药膳食用,也可以与粳米、小米等制成粥。

泡酒:接骨木莓浸泡于白酒中,15～20天后开始饮用。

制作糖果:加辅料制成糖果,尤其适合孩子当零食食用。

【药理作用】

接骨木莓具有抗炎、抗病毒、发汗退热、抗衰老、抗氧化、降血压、调血脂、提高免疫功能等作用。

【药膳验方】

1. 接骨木莓含嚼方

组成:接骨木莓150克。

制法:用温开水洗净、烘干。

用法:放入口中含嚼,10分钟后咽下。每日3次,每次10粒。

功效:抗病毒,抗炎。

主治:病毒性感冒、流行性感冒、上呼吸道感染。

2. 接骨木莓粉

组成:接骨木莓500克,续断600克。

制法:将接骨木莓、续断充分烘干,研成细粉,混合,瓶装备用。

用法:早晚各1次,每次10克,温开水送服。

功效:滋补肝肾,强壮筋骨。

主治:骨折、骨质疏松症。

3. 虫草素接骨木莓固体饮料

成分:虫草素、接骨木莓干粉1:3。

制法:将虫草素、接骨木莓干粉混合均匀后,每小袋分装10克,密封,灭菌,装盒即成。

用法:每日2次,每次1小袋,温开水送服。

功效:提高免疫功能,强身健体。

主治:免疫功能低下引起的易于感冒及干燥综合征等多种免疫性疾病。

4. 接骨木莓糖浆

组成:接骨木莓500克,枸杞子200克,决明子200克,沙苑子150克,苦丁茶20克,白砂糖200克。

制法:将接骨木莓、枸杞子、决明子、沙苑子、苦丁茶同入锅中,浓煎两次,合并滤汁,浓缩后调入白砂糖,再煮5分钟,装瓶即成。

用法:早晚各1次,每次30毫升。

功效:降血压,调血脂,软化血管。

主治:原发性高血压病、血脂异常、血管硬化。

5. 接骨木莓杞菊茶

组成:干接骨木莓15克,枸杞子10克,白菊花3克。

制法:将以上3种同入杯中,用沸水冲泡,加盖闷5分钟即成。

用法:当茶饮用,可连续冲泡5次,当天饮完。

功效:平肝潜阳,抗衰老。

主治:头晕眼花,血压增高,老年衰老症。

【应用注意】

脾虚便溏、大便不成形者慎用。

【保存方法】

接骨木莓易于吸潮发霉、虫蛀,烘干后用无菌塑料袋装好,排出空气,封口存放。

十七、乌龟的甲壳——龟甲

龟甲为龟科动物乌龟的背甲及腹甲,功专滋阴健骨。

【趣闻传说】

清朝某大臣,近一个月潮热骨蒸,手足心烦热,头晕耳鸣,不能上朝,吃了许多补品,看了众多医生,没有起色。一位民间郎中嘱他用龟甲 30 克,与甲肉同用,浓煎 3 次,加蜂蜜收膏,早晚各 1 匙。服完一料膏滋方后潮热未起,神清气爽,重新上朝理政。

【性味归经】

性微寒,味咸、甘,归肝、肾、心经。

【功效主治】

滋阴潜阳:用于阴虚阳亢所致的头晕目眩、虚风内动、手足蠕动、骨蒸潮热、盗汗、遗精等。

补肾健骨:用于肾阴不足所致的筋骨不健、腰膝痿弱、小儿囟门不合等。

补心安神:用于心神失养所致的惊悸失眠、健忘、易惊等。

固经止血:用于热伤冲任所致的月经过多、崩中漏下。

【使用方法】

煎服:单味或者配伍其他药味一同煎服,一般用量为10～30克,先煎。

药膳:龟甲可与其他食材如鸡、猪肉等烹调。

丸散剂:龟甲烘干研末单味或与其他药味混合加工制成丸散剂。

制膏:龟甲200～500克与其他药味同入砂锅,小火煎熬去渣取汁,汁液用文火熬制成膏。

外用:龟甲烧灰存性,研末掺或油调敷。

【药理作用】

龟甲具有增强免疫功能、促进生长、抗结核杆菌、解热、镇静、抗衰老、抗肿瘤等作用。

【药膳验方】

1. 解颅煎

组成:龟甲20克,熟地黄5克。

制法:上药同入砂锅,加水适量,先浸泡半小时,再煎煮30分钟,取汁。

用法:每日1剂,早中晚3次分服。

功效:补肾健骨。

主治:小儿囟门不闭。

2. 固经丸

组成:龟甲 400 克,炒黄柏 300 克,炒黄芩 200 克,椿皮(炒)150 克,制香附 150 克,炒白芍 300 克。

制法:以上 6 味粉碎成细粉,过筛,混匀,用水泛丸,干燥,即得。

用法:口服,每次 6 克,每日 2 次。

功效:滋阴清热,固经止带。

主治:阴虚血热所致的月经先期量多色紫、赤白带下。

3. 龟甲胶

组成:龟甲 500 克,红糖适量。

制法:龟甲洗净放入砂锅,加水适量,文火煮制成胶状。

用法:每服 2 匙,温开水冲服,服用时加少许红糖,每日 2 次。

功效:补益肝肾。

主治:早期肝硬化。

4. 乌龟猪肚汤

组成:乌龟 1 只(甲肉同用,约 500 克),猪肚 500 克,精盐、黄酒、味精、葱段、生姜块各适量。

制法:乌龟宰杀后去内脏,洗净,切块。猪肚洗净切块。两者同入砂锅,加入适量水、葱、生姜、黄酒,小火焖熟,炖成糊状,加入少许精盐、味精调味。

用法:早晚各服 1 次,两日内食完。

功效:滋阴补肾,健脾利尿。

主治:慢性肾炎蛋白尿。

5. 玉米须龟肉汤

组成:玉米须 120 克,乌龟 1 只(500 克以上)。

制法:乌龟宰后去头、足、内脏,洗净,与玉米须同置砂锅内,加水适量,大火烧开,小火炖至烂熟。

用法:当菜佐餐,吃龟肉,饮汤。

功效:补肾养阴。

主治:各型糖尿病,对肾阴亏虚型糖尿病尤为适宜。

6. 莲子龟圆汤

组成:乌龟 2 只(约 500 克),莲子 50 克,土茯苓 150 克,枸杞子 30 克,桂圆肉 60 克,精盐适量。

制法:将乌龟放入盆中,淋热水使其排尿,用开水烫死后洗净,去内脏、头、爪,洗净。莲子、土茯苓、枸杞子、桂圆肉洗净。把龟(连龟甲)及其他原料一齐放入锅内,加清水适量,大火煮沸后,再用小火炖 3 小时以上,加精盐调味。

用法:吃乌龟肉、莲子、桂圆肉,喝汤,分次食完。

功效:滋阴清热、补血安胎。

主治:阴虚热盛、营养不良、贫血、先兆流产等。

【应用注意】

脾胃虚寒者忌服。

【保存方法】

龟甲易虫蛀,宜采用密封或密闭贮藏,尽量减少外界因素对药材质量的影响。

十八、鳖的背甲——鳖甲

鳖甲为鳖科动物鳖的背甲,擅长滋阴散结。

【趣闻传说】

清朝光绪皇帝自幼羸弱多病,一天清晨,忽觉腰椎处疼痛,俯仰皆痛,日久不愈,且逐渐加重。宫中太医绞尽脑汁为其治疗,却未见一丝起色。一民间医家听说皇帝的病后,声称能治光绪帝的病。他号脉之后,开出了一张药方。只见药方上画了一只鳖,其旁写道:将此背甲与知母、青蒿水煎服,连服1个月。试服1个月后,皇帝的病情果然大有好转。原来光绪帝年幼时曾患肺结核,从症状上看,很可能是结核扩散转移到了腰椎引起腰椎疼痛。中医学称结核为"骨蒸"。而鳖甲在治疗骨蒸方面,有非常独到的作用。

【性味归经】

性微寒,味咸,归肝、肾经。

【功效主治】

滋阴潜阳:用于阴虚阳亢所致的头晕目眩、腰膝酸软、手足蠕动、潮热盗汗、遗精等。

软坚散结:用于肝炎后肝硬化、血吸虫性肝硬化、癥瘕、久疟、疟母。

退热除蒸:用于阴虚火旺所致的劳热骨蒸,如慢性消耗性疾病肺结核等。

【使用方法】

生用或醋炙:生鳖甲是将甲鱼置蒸锅内,沸水蒸45分钟,取出,放入热水中,立即用硬刷除去皮肉,洗净,晒干。

醋鳖甲是取净鳖甲,用砂烫至表面淡黄色,取出,醋淬,干燥,用时捣碎。每 100 克鳖甲,用醋 20 克。滋阴潜阳宜生用,软坚散结宜醋炙。

煎服:单味或者配伍其他药味一同煎服,一般用量为 10～30 克,先煎。

药膳:鳖甲可与其他食材如鸡、猪肉等烹调。

丸散剂:鳖甲烘干研末单味或与其他药味混合加工制成丸散剂。

制膏:鳖甲 200～500 克与其他药味同入砂锅,小火煎熬去渣取汁,汁液用文火熬制成膏。

外用:鳖甲烧灰存性,研末掺或油调敷。

【药理作用】

鳖甲具有增强造血功能、提高免疫力、抗疲劳、耐寒、抗肿瘤、增强机体应激能力等作用。

【药膳验方】

1. 甲鱼糯米粥

组成:甲鱼 1 只(甲肉同用,重约 500 克),糯米 100 克,鲜汤 1000 毫升,精盐、黄酒、麻油、胡椒粉、葱花、生姜块各适量。

制法:将甲鱼宰杀后,用刀剁去头,去掉硬盖、尾及爪尖,弃肠杂,用清水洗净,剁成小块,在开水锅中略煮一下,捞出,用刀慢慢地刮去黑皮,再清洗一遍。另取锅上火,放入麻油烧热,投入甲鱼,迅速翻炒大约 3 分钟,无血水时加入黄酒、葱花、生姜块、鲜汤,用大火烧开,转用小火炖烂。打开锅盖,将鳖甲及葱、生姜拣去不用,加入洗净的糯米、精盐,调整一下水量,小火煮成粥,调入麻油、胡椒粉拌匀即成。

用法:早晚餐食用。

功效:滋阴补虚,软坚散结。

主治:用于阴虚阳亢所致的头晕目眩、腰膝酸软、手足蠕动、潮热盗汗、遗精等,亦可用于肝炎后肝硬化、血吸虫性肝硬化、癥瘕、久疟、疟母。

2. 鳖甲炖白鸽

组成:鳖甲30克,白鸽1只,米酒少许,精盐、味精各适量。

制法:把鳖甲捣碎,置于洁净的白鸽腹内,加清水适量,米酒少许,放瓦盅内隔水炖2～3小时,取出,加入精盐、味精调味。

用法:佐餐食用,1日食完。

功效:养血活血,化瘀通经。

主治:阴虚血瘀所致的经闭、癥瘕、形瘦口干等。可用于中年女性外阴色素减退、卵巢早衰、围绝经期综合征、中年女性皮肤衰老等。

3. 鳖甲保肝汤

组成:鳖甲30克,丹参、垂盆草各15克。

制法:鳖甲入砂锅,加水适量,先煎60分钟,后下其他药,取汁200毫升。二煎加水300毫升,取汁200毫升,二汁混合。

用法:每日1剂,上、下午分服。

功效:活血软坚。

主治:慢性肝炎所致的肝脾大、转氨酶偏高。

4. 鳖甲白茅根汤

组成:鳖甲 50 克,白茅根 15 克。

制法:鳖甲入砂锅,加水适量,先煎 60 分钟,后下白茅根,取汁 200 毫升,二煎加水 300 毫升,取汁 200 毫升。二汁混合。

用法:每日 1 剂,上、下午分服。

功效:活血消肿。

主治:肾病综合征低蛋白。

5. 蛹虫草大枣蒸甲鱼

组成:甲鱼 1 只(重约 750 克),蛹虫草 10 克,大枣 50 克,鲜汤 1000 毫升,葱结、生姜片、大蒜瓣、精盐各适量。

制法:先将蛹虫草、大枣分别洗净。再将甲鱼宰杀后从头颈处割开,剖腹抽去气管,去内脏,剁去脚爪,入沸水锅中焯过,取出后刮去背壳黑膜,剁成块,甲鱼壳与甲鱼肉一同放在大碗内,加入蛹虫草、大枣、鲜汤、葱结、生姜片、大蒜瓣、精盐,上笼蒸 2 小时,拣去葱、生姜即成。

用法:当菜佐餐,随意食用,蛹虫草及大枣肉可同时嚼食。

功效:滋补肝肾。

主治:肝肾阴虚型放射性肾损伤。

6. 双耳甲鱼汤

组成:甲鱼 1 只(重约 750 克),银耳 30 克,黑木耳 30 克,精盐、黄酒、葱段、生姜片、麻油各适量。

制法:将甲鱼宰杀后从头颈处割开,剖腹抽去气管,去内脏,斩去脚爪,入沸水锅中焯水,取出刮去背壳黑膜,剁成块,甲鱼壳与甲鱼肉一同放在汤锅内炖。银耳与黑木耳水发后洗净。锅中加入适量清水,放入甲鱼、银耳、黑木耳、精盐、黄酒、葱段、生姜片、香油,先用旺火烧沸,再用小火慢炖,直至甲鱼肉熟烂入味,拣去葱、生姜即成。

用法:当菜佐餐,随量食用。

功效:行气活血化瘀。

主治:心血瘀滞所致的胸闷心痛。

7. 参杞甲鱼

组成:白参5克,枸杞子10克,茯苓10克,活甲鱼1只,火腿瘦肉100克,鸡蛋1个,猪板油5克,葱20克,生姜20克,鲜汤500毫升,黄酒15毫升,味精1克,精盐2克。

制法:将甲鱼剁去头,沥干血,放在钵内,加开水烫3分钟后取出,用小刀刮去背部和裙边上的黑膜,再剥去四脚上的白衣,剁去爪和尾,剖开腹腔,取出内脏,洗净。锅上火,放入清水和甲鱼,煮沸后,用小火炖约半小时后捞出,放在温水内,撕去黄油,剔去背壳及四肢的粗骨,洗净,切成3厘米见方的块,放入碗内。将火腿肉切成小片,猪板油切成丁,盖在甲鱼上面,另将所有调料的一半(味精除外)兑入适量鲜汤注入碗中。将茯苓用纱布包好投入汤中,白参研成细粉,与枸杞子一道撒在上面,用湿绵纸封碗口,上笼蒸约2小时至熟烂。将甲鱼取出扣入另碗中,原汤用剩下的一半调料及味精调味,煮沸后撇去浮沫,再打入鸡蛋,略煮后浇在甲鱼上面即成。

用法:当菜佐餐,适量食用。

功效:滋阴补阳,益气养血。

主治:阴阳两虚型糖尿病。

【应用注意】

脾胃虚寒，食少便溏者忌服；孕妇禁服。

【保存方法】

宜密闭贮藏，防潮、防霉、防虫蛀。

十九、美味药食之品——黑芝麻

黑芝麻为胡麻科植物脂麻的干燥成熟种子，为美味养生补品。

【趣闻传说】

晋代有一道士叫葛洪，精通医理，熟谙养生之道，在其所著的《抱朴子》一书中，记载久服芝麻，能除一切痼疾，使身面光泽，白发返黑，齿落重生。葛洪还在《神仙传》中记载了一则神话故事："鲁女生服黑芝麻饵术，绝谷八十余年，甚少壮，日行三百里，走及獐鹿。"传说不一定真实，但指出了黑芝麻的延年益寿，健脑益智，润肤美容，健体强身的功效。被尊为道家经典著作《参同契》记载："巨胜指芝麻可延年，还丹入口中。"把芝麻比作可使人长生不老的"还丹"。唐代药王孙思邈认为，人活到四十岁以后，常食蒸晒多次的黑芝麻可以滋肾、驻颜、益寿。

【性味归经】

性平，味甘，归肝、肾、大肠经。

【功效主治】

补益肝肾:用于肝肾不足所致的头晕目眩、须发早白、腰膝酸软、耳聋耳鸣、倦怠乏力、口渴多饮、失眠健忘等。

养血益精:用于血虚精亏所致的肌肤干燥、头晕耳鸣、腰脚痿软、妇人乳少等。

润肠通便:用于肠燥便秘。

【使用方法】

生用或炒用:生黑芝麻是原药材除去杂质,洗净,晒干。炒黑芝麻是取净黑芝麻,照清炒法炒至有爆声。黑芝麻生品外用,有解毒消肿,生肌止痛之功,可用于小儿瘰疬、天火丹、乳痈肿痛、疔疮湿疹、汤火伤及疮疡久溃不合。

榨油:黑芝麻加工成的芝麻油,俗称小磨油,其色泽金黄,味美可口,清雅,诱人食欲,不仅是一种高级的营养佳品,而且还是各种炒、蒸、炖、凉拌等菜肴中最理想的调味品。

煎服:单味或者配伍其他药味一同煎服,一般用量为9～15克。

药膳:黑芝麻可与其他食材如牛奶、猪肉等烹调。

丸散剂:黑芝麻烘干研末单味或与其他药味混合加工制成丸散剂。

制膏:黑芝麻200～500克与其他药味同入砂锅中,小火煎熬去渣取汁,汁液用文火熬制成膏。

外用:黑芝麻煎水洗浴或捣敷。

【药理作用】

黑芝麻具有降血糖、促肾上腺、抗炎、防治冠状动脉硬化、致泻、延缓衰老等作用。

【药膳验方】

1. 芝麻豆奶

组成:黄豆 40 克,黑芝麻屑 15 克,白糖 30 克。

制法:将黄豆淘洗干净,用 500 毫升清水浸泡 1 夜,然后研磨成浆,用多层洁净纱布滤去豆渣。把豆浆烧至沸腾后,改用小火再煮 20 分钟,加白糖、芝麻屑,搅匀后即成。

用法:早晚分服。

功效:滋补肝肾,润燥滑肠。

主治:骨质疏松症,对伴有眩晕、须发早白、便秘者尤为适宜。

2. 芝麻汤圆

组成:糯米 500 克,黑芝麻 75 克,白糖 100 克,猪板油 25 克。

制法:将黑芝麻中的杂质去掉,用清水淘洗干净,放在炒锅中用小火炒熟,然后倒在案板上,趁热擀成细末。将猪板油剥去外衣,切细碎,放入盆内,加入白糖和芝麻末拌匀,做成芝麻馅。将糯米淘洗干净,用清水浸泡 2 小时,放在石磨内,带水磨成水磨浆,装在干净布袋内挤干水分成水磨粉,待用。将水磨粉倒入盆内,取出一小团上屉蒸熟,然后放在剩余水磨粉盆中反复揉搓均匀,再搓成长条,做成 30 个剂子,逐一揉圆,再用手指捏成盆状,舀入芝麻馅,将口捏拢揉圆。锅内加水,烧开后放入汤圆,用手勺推转两下,加盖用旺火煮开,改用中火煮至汤圆浮上水面,加些凉水再煮,见汤圆熟透,分别盛入碗内,加上适量煮汤即成。

用法:作主食食用。

功效:滋阴养血,补益肝肾。

主治:肝肾阴血亏虚所致的头晕目眩、失眠健忘、神疲乏力、须发早白、产后乳少、习惯性便秘等。

3. 芝麻蜜糕

组成:黑芝麻100克,蜂蜜150克,玉米粉200克,白面500克,鸡蛋2个,发酵粉1.5克。

制法:先将黑芝麻炒香研碎,和入玉米粉、蜂蜜、面粉、蛋液、发酵粉,加水和成面团,以35℃保温发酵1.5～2小时,上屉蒸20分钟即熟。

用法:当点心食用。

功效:健胃保肝,养血通便。

主治:食欲缺乏,面色少华,肠燥便秘。

4. 黑芝麻豆浆

组成:新鲜毛豆米100克,黑芝麻粉15克,清水450毫升。

制法:将新鲜毛豆米用清水漂洗净(毛豆米外附着的软纤维衣层勿弃去),加适量清水(取一半量),用捣搅机打碎,2分钟即成汁状;将余下的清水注入锅中,用大火煮沸,倒入豆汁,继续用大火烧煮至沸,然后用洁净纱布过滤,取滤液入锅,用小火煮沸5分钟,离火洒入黑芝麻粉,凉凉即成。

用法:早晚分服。

功效:生津润燥,补虚健脾,降血糖。

主治:各型糖尿病,对燥热伤肺型糖尿病尤为适宜。

5. 黑芝麻苡仁羹

组成:黑芝麻、薏苡仁各50克,枸杞子20克。

制法:将黑芝麻去杂,淘洗干净,晒干,放入铁锅,用小火或微火炒熟出香,趁热研成细末,备用。将薏苡仁、枸杞子分别洗干净,放入砂锅内,加水适量,大火煮沸后改用小火煨半小时,待薏苡仁酥烂呈稠状时,调入黑芝麻细末,搅拌均匀即成。

用法:早晚分食。

功效:补虚润燥,生津明目,降糖降脂。

主治:糖尿病、高脂血症、动脉硬化症、慢性气管炎、慢性肠炎、尿路感染等。

6. 黑芝麻汤圆

组成:小麦麸 100 克,猪瘦肉 150 克,黑芝麻粉 100 克,糯米粉 100 克,葱花、姜末、黄酒、麻油、精盐、味精各适量。

制法:将小麦麸炒黄,与剁成糜糊的猪肉混匀,加入葱花、姜末、黄酒、麻油、精盐、味精、拌和成馅,盛入碗中,备用。再将黑芝麻粉、糯米粉混合均匀,加适量清水,揉搓成软面,分为 20 份,与肉馅包成汤圆。

用法:早中晚随餐当主食吃,并严格控制主食摄入量。

功效:补肾健脾,止渴降糖。

主治:肾阴亏虚型糖尿病。

7. 桑椹芝麻散

组成:干桑椹 15 克,黑芝麻 15 克。

制法:将干桑椹洗净烘干捣烂,黑芝麻洗净炒熟研末,和匀即成。

用法:上、下午分服。

功效:益肾养阴,降低血糖。

主治:肾阴亏虚型糖尿病。

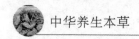

8. 芝麻四合泥

组成：粟米 200 克,黑芝麻、核桃仁各 75 克,黑豆、绿豆各 35 克,熟猪油 15 克。

制法：将粟米、黑豆、绿豆分别用 60℃ 的温热水泡涨,沥干水分,待水干后分别入油锅内炒熟,一起用石磨磨成细粉,用细罗筛过,加开水调匀成四合泥,待用。芝麻炒熟。核桃仁用开水泡涨后用油炸脆,压成碎粒。炒锅置中火上烧热,放入熟猪油,再下四合泥糊不断翻炒,炒至水汽干、见吐油时,起锅装盘后撒上核桃仁粒、熟芝麻即成。

用法：当主食,适量食用。

功效：滋阴润肠,健脑降糖。

主治：糖尿病、贫血、疲劳综合征、神经衰弱、失眠症、习惯性便秘等。

【应用注意】

慢性肠炎、便溏腹泻者忌食。

男子阳痿、遗精者忌用。

【保存方法】

黑芝麻保存不当易"走油"。应选择密闭容器,于阴凉干燥、避光处贮藏。